はじめに

　ICTや産業機械技術の発展により作業の仕方は大きく変わり、働く中での活動量は減少しています。さらに、職場では作業の効率化や成果を上げることが求められ、働く人びとのストレスは高まっていると思われます。また、食生活をみるとファストフードやレトルト食品などの充実により、栄養素の偏りやエネルギー摂取過多という課題があります。このような労働生活や日常生活は働く人びとの健康に影響を与え、十分な労働能力を発揮することを阻害したり、QOLを落とすことにもつながりかねません。

　健康診断結果に基づき行う保健指導は、その人が自分の健康を振り返り、働き方や生活習慣を見直す機会となります。したがって、産業看護職はその時間をその人のためになるように有効に使う必要があります。しかしながら、自覚症状がなかったり、不調を感じておらずに「自分は健康だ」と思っている人に、健康課題を理解して行動変容を起こせるように支援することは容易ではありません。産業看護職のみなさまは、保健指導に日々悩み工夫しながら取り組まれているのではないでしょうか。

　本書は、健康診断の目的に合った保健指導を行うために、健康診断から保健指導までの流れの中でそれぞれのポイントを紹介しています。的確な健康診断結果を導くための健康診断の企画、実施や結果返却での従業員との関係づくりや保健指導、面談での行動変容への支援方法、また産業保健ならではの健康診断結果の検査所見を保健指導に生かす方法などを産業保健の第一線でご活躍されていらっしゃる経験豊富なみなさまにご執筆いただきました。健康診断から保健指導までの業務の流れをつなぎ、より効果的な保健指導を可能にするための一冊になったと思います。保健指導は1対1で行いますので、自分の面談を客観的に評価することは困難です。健康診断の見直し、保健指導の工夫や振り返りなどに、多くの産業看護職のみなさまが本書をご活用くださることを願っております。

　最後に、出版にあたりご尽力いただきましたメディカ出版の稲垣賀恵様、横井むつみ様にお礼を申し上げます。

2019年3月　静岡県立大学 教授　畑中純子

健康診断・保健指導パーフェクトBOOK

イラストでまるわかり！

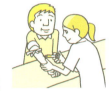

産業保健と看護
2019年春季増刊

Contents

はじめに ………………………………………………………………… 3
監修者・執筆者一覧 …………………………………………………… 8

第1章 まずはおさらい！職域の健康診断

1 イラストでまるわかり 健康診断MAP ……………………………… 10
2 健康診断の種類 ……………………………………………………… 12
  1）一般健康診断 ……………………………………………………… 12
    ①一般健康診断とは ……………………………………………… 12
    ②雇い入れ時の健康診断（労働安全衛生規則第43条） ………… 14
    ③定期健康診断（労働安全衛生規則第44条） …………………… 15
    ④特定業務従事者の健康診断（労働安全衛生規則第45条） …… 16
    ⑤海外派遣労働者の健康診断（労働安全衛生規則第45条の2） … 17
    ⑥給食従業員の検便（労働安全衛生規則第47条） ……………… 19
  2）特殊健康診断 ……………………………………………………… 20
    ①特殊健康診断とは ……………………………………………… 20
    ②有機溶剤健康診断 ……………………………………………… 21
    ③鉛健康診断 ……………………………………………………… 22
    ④四アルキル鉛健康診断 ………………………………………… 22
    ⑤特定化学物質健康診断 ………………………………………… 23
    ⑥高気圧業務健康診断 …………………………………………… 23

産業保健と看護
2019年春季増刊

健康診断・保健指導パーフェクトBOOK

監修 **畑中純子** 静岡県立大学 看護学部 公衆衛生看護学 教授

イラストでまるわかり！

検査所見一覧＆
そのまま使える
面談用シートつき

MCメディカ出版

⑦電離放射線健康診断 …………………………………… 25
　　⑧石綿健康診断 …………………………………………… 25
　　⑨歯科健康診断 …………………………………………… 26
　3）行政指導による健康診断 …………………………………… 27
　　①行政指導による健康診断とは ………………………… 27
　　②騒音健康診断 …………………………………………… 27
　　③振動業務健康診断 ……………………………………… 29
　　④情報機器作業健康診断 ………………………………… 29

Column ❶ スムーズに健康診断の日程調整（予約）を行うコツは？ …………… 30

第2章 ばっちりわかる！健康診断で行う業務

1 基本の流れを理解しよう　健康診断フロー図 …………… 32
2 事前の情報収集と分析 ……………………………………… 34
3 健康診断の計画立案 ………………………………………… 41
4 健康診断の実施 ……………………………………………… 48

Column ❷ 休職者、育休者は健康診断対象になる？ …………………………… 54

第3章 これだけはおさえておきたい！検査所見

1 ひと目でわかる！　検査値の特徴を覚えよう ……………… 56
2 検査値の見方 ………………………………………………… 58
3 おさえておきたい検査値 …………………………………… 63
　1）血圧 ……………………………………………………………… 63
　2）血清たんぱく …………………………………………………… 66
　　①総たんぱく ……………………………………………… 66
　　②アルブミン ……………………………………………… 68

- 3) 肝機能 70
  - ①AST（GOT）...... 70
  - ②ALT（GPT）...... 72
  - ③γ-GTP 74
- 4) 血中脂質 76
  - ①総コレステロール、②LDL-C、③HDL-C、④トリグリセリド 76
- 5) 糖代謝 85
  - ①HbA1c、②空腹時血糖 85
- 6) 血球検査 90
  - ①赤血球数 90
  - ②ヘモグロビン 92
  - ③白血球数 94
- 7) 尿検査 96
  - ①尿糖 96
  - ②尿たんぱく 98
  - ③尿アルブミン 100
- 8) 心電図 102
- 9) 胸部X線 105

4 はやわかり おもな検査所見一覧 108

Column ❸ EU一般データ保護規則（GDPR）について 110

第4章 やりっぱなしにしない！事後措置

1 健康診断結果の返却 112
2 健康診断の結果についての医師等からの意見聴取 118
3 管理監督者への報告、就業上の措置決定後のフォロー 122
4 衛生委員会や事業者への報告 127

Column ❹ 知っておきたい法律：二次健康診断等給付制度 134

第5章 社員にひびく！保健指導の面談技術

1. 保健指導の対象者とその特徴 ……………………………………… 136
2. どうやって話の流れをつくるのか：アプローチの工夫 ……… 140
3. 保健指導の面談技術 ………………………………………………… 144
   1) 「営業から内勤に変わって体重が増えてしまいました」……… 144
   2) 「忙しくて、休日は疲れをとるために自宅でゴロゴロしているよ」… 147
   3) 「夜、眠るためのお酒はやめられないよ」…………………… 150
   4) 「異動してから通勤時間が長くなり、運動する時間がとれません」… 152
   5) 「朝遅くまで寝ていたいので、朝食は食べません」………… 154
   6) 「残業時間が多く睡眠不足を感じることもありますが、自覚症状がないので大丈夫です」……………………………… 156
   7) 「やせるために、ランチはサラダだけにしているよ」……… 158
   8) 「サプリメントは身体によいと聞いたので、毎日かかさず飲んでいます」……………………………………………… 160
   9) 「体重管理に取り組んでいますが、リバウンドしてしまいました」… 162
   10) 「毎日仕事で夜遅いので、食事の管理はすべて妻にまかせています」……………………………………………… 164

Column 5 衛生委員会をうまく活用するためには …………………… 166

付録：そのまま使える面談用シート
1. パーフェクトメニューとエネルギーコントロール ……………… 168
2. あなたも今日から減塩チャレンジ〜減塩が健康寿命の隠し味〜 … 169
3. その飲み方 適正飲酒ですか？ ……………………………………… 171
4. 禁煙のススメ〜関心を持つことから始めよう〜 ………………… 173
5. メッツを正しく知り身体活動量を上げましょう ………………… 175

監修者・執筆者一覧

監修

畑中純子	静岡県立大学 看護学部 公衆衛生看護学 教授	1章1、2章-1、3章1・4

執筆 (50音順)

浅野しほ	日本特殊陶業株式会社 経営管理本部 労務部 健康推進課 保健師	付録②
荒木葉子	荒木労働衛生コンサルタント事務所 所長	3章3-4・5)
伊藤正人	パナソニック健康保険組合 健康管理センター 所長	3章3-1・8・9)
伊藤美千代	東京医療保健大学 千葉看護学部 看護学科 准教授	4章4、コラム⑤
宇都宮千春	三菱ケミカル株式会社 労制部 健康支援グループ 保健師	5章3-8)
梅津美香	岐阜県立看護大学 看護学部看護学科 成熟期看護学領域 教授	4章3
掛本知里	東京有明医療大学 看護学部看護学科 教授	4章2
川島正敏	東海旅客鉄道株式会社 健康管理センター 東京健康管理室 室長	3章3-6・7)
小杉由起	こすぎヘルスマネジメントオフィス 代表	3章3-2・3)
下山満理	富士通株式会社 健康推進本部 健康事業推進統括部 健康支援室 シニアマネージャー	2章3
白石明子	一般財団法人西日本産業衛生会 北九州産業衛生診療所 健康管理課 保健師	5章3-4)
住德松子	アサヒビール株式会社 博多工場 健康管理室 課長補佐 保健師	5章3-2)
瀬戸美才	ライオン株式会社 人事総務本部 人事部 健康サポート室(千葉) 保健師	5章3-3)
髙﨑正子	東芝メモリ株式会社 四日市工場 総務部健康支援センター 参事・保健師	2章4、コラム①
髙波利恵	活力職場研究所 代表	5章3-7)
田中希実子	NTT東日本 健康管理センタ 保健支援科 看護部長	5章1・2
土屋明大	株式会社リコー 人事本部 H&S統括部 産業医	1章2-1)、コラム④
土肥誠太郎	三井化学株式会社 本社健康管理室 室長 統括産業医	1章2-2・3)
中谷淳子	産業医科大学 産業保健学部 産業・地域看護学 教授	4章1、コラム③
中野愛子	株式会社日立製作所 システム&サービスビジネス統括本部 人事総務本部 京浜地区産業医療統括センタ 保健師長	5章3-6)
中村華子	キヤノン株式会社 川崎事業所 健康支援室 保健師	5章3-9)
畑中三千代	日本たばこ産業株式会社 東海支社人事労務部 保健担当 保健師	付録③
東川麻子	株式会社OHコンシェルジュ 代表取締役	3章2、コラム②
古川晴子	東京海上日動火災保険株式会社 人事企画部 ウェルネス推進室 課長	5章3-10)
増澤清美	NTT東日本 健康管理センタ 保健支援科 副看護部長	5章3-1)
宮地元彦	医薬基盤・健康・栄養研究所 身体活動研究部 部長	付録⑤
村田理絵	一般財団法人京都工場保健会 産業保健推進部 保健指導課 課長	5章3-5)
森田哲也	株式会社リコー 人事本部 H&S統括部 統括産業医	1章2-1)、コラム④
矢内美雪	キヤノン株式会社 人事本部 安全衛生部 副部長 保健師	2章2
山本千代	三菱重工業株式会社 人事労政部 健康管理センター 企画チーム 主任保健師	付録④
弓削里香	全国健康保険協会 福岡支部 企画総務部 保健グループ 管理栄養士	付録①

まずはおさらい！職域の健康診断

第 **1** 章

1 イラストでまるわかり 健康診断MAP

一般健康診断とは？

　一般健康診断は、労働安全衛生法により定められている健康診断で、大きく5つに分類されます。安全配慮義務の観点から事業者（企業側）に実施義務があり、労働者には事業者が行う健康診断を受けなければならない受診義務があります。

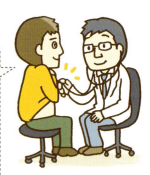

雇い入れ時の健康診断
事業者が常時使用するすべての労働者に対し、雇い入れる際に必ず実施します。
→詳しくはp.14

定期健康診断
事業者が常時使用するすべての労働者に対し、1年以内ごとに1回、定期に実施します。→詳しくはp.15

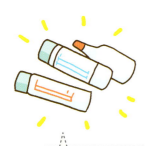

給食従業員の検便
事業場にある食堂または炊事場における給食の業務など、給食従業員を雇い入れる際や当該業務への配置換えの際に実施します。
→詳しくはp.19

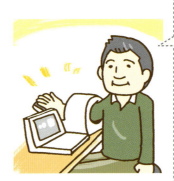

特定業務従事者の健康診断
常時深夜業に従事する者等、特定の業務に従事する労働者について、配置換えの際および6カ月以内ごとに1回実施します。
→詳しくはp.16

海外派遣労働者の健康診断
労働者を6カ月以上海外に派遣する際および6カ月以上海外に派遣した労働者を帰国させ国内業務につかせる際に実施します。→詳しくはp.17

行政指導による健康診断とは？

　法律で定められた業務以外でも、当該業務に従事することによって健康に影響を及ぼす恐れがある業務があります。これら31の特定業務に従事する者に対して、指針・通達などにより特別に実施する健康診断です。

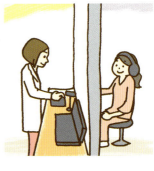

騒音健康診断
等価騒音レベルが85db（A）以上になる可能性が大きい作業場の業務に従事する労働者に対し実施します。
→詳しくはp.27

特殊健康診断とは？

特殊健康診断は、労働安全衛生法により定められている健康診断で、法令の定める有害な業務に従事する労働者などを対象として実施します。

鉛健康診断
法令で定められた鉛業務に常時従事する労働者に対し実施します。→詳しくはp.22

四アルキル鉛健康診断
法令で定められた四アルキル鉛業務に常時従事する労働者に対し実施します。
→詳しくはp.22

電離放射線健康診断
法令で定められた放射線業務に常時従事する労働者で管理区域に立ち入る労働者に対し実施します。→詳しくはp.25

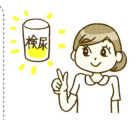

有機溶剤健康診断
屋内作業場などにおいて法令で定められた有機溶剤業務に常時従事する労働者に対し実施します。→詳しくはp.21

特定化学物質健康診断
法令で定められた特定化学物質を取り扱う業務に常時従事する労働者に対し実施します。
→詳しくはp.23

高気圧業務健康診断
法令で定められた高圧室内業務または潜水業務に常時従事する労働者に対し実施します。
→詳しくはp.23

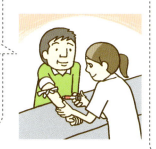

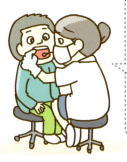

歯科健康診断
塩酸、硝酸、硫酸など歯またはその支持組織に有害なもののガス、蒸気または粉じんを発散する場所における業務に従事する労働者に対し実施します。→詳しくはp.26

石綿健康診断
石綿を取り扱う作業に従事する労働者に対し実施します。
→詳しくはp.25

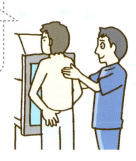

じん肺健康診断とは？

じん肺健康診断とは、じん肺法により定められている健康診断で、常時粉じん業務に従事する労働者などを対象として実施します。

振動業務健康診断
チェンソーなどの振動工具を使用する労働者に対し実施します。
→詳しくはp.29

情報機器作業健康診断
VDT業務を作業種類および作業時間によって区分し、その区分に応じてVDT作業者に対して実施します。
→詳しくはp.29

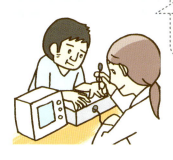

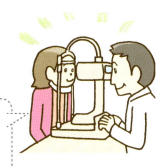

（畑中純子）

2 健康診断の種類
1 一般健康診断

株式会社リコー 人事本部 H＆S統括部 産業医　**土屋明大**
株式会社リコー 人事本部 H＆S統括部 統括産業医　**森田哲也**

1 一般健康診断とは

　一般健康診断は、労働安全衛生法（以下、安衛法）第66条第1項に「事業者は、労働者に対し、厚生労働省令で定めるところにより、医師による健康診断を行なわなければならない」と定められている健康診断であり、大きく5つに分類されます（表1）。職種に関係なく、常時使用する労働者の一般的な健康状態を調べるための健康診断です。生活習慣病を念頭に置いた健康状態の把握をすることはもとより、作業起因性の健康障害の早期把握、その結果による適正配置などの事後措置、保健指導、職場環境改善をすることが目的です。なお、「常時使用する労働者」の範囲に関しては「短時間労働者の雇用管理の改善等に関する法律の施行について」（平成5年基発第663号）および「同法律の一部を改正する法律の施行について」（平成19年基発第1001016号）で明確に定義されています（表2）。

　一般健康診断は安全配慮義務の観点から事業者（企業側）に実施義務があり、労働者には、事業者が行う健康診断を受けなければならない受診義務があります。安衛法は、労働者の受診義務違反に対する罰則は設けていませんが、事業者は労働者に対して健康診断の受診を職務上の命令として命じることができ、受診拒否する従業員に対しては、懲戒処分をもって対処することもできます〔愛知県教育委員会事件（最一小判平13.4.26　労判804-15）〕。

　これらの安衛法の義務に基づいて実施される健康診断の費用は事業者が負担すべきものであり、その受診時に要した時間の賃金は労使協議により定めるべきものですが、事業者が支払うことが望ましいとされています（昭和47年基発第602号）。

　なお、これらの健康診断は労働者の一般的な健康の確保を図ることなどを目的と

表1 一般健康診断

①雇い入れ時の健康診断	・労働安全衛生規則第43条 ・常時使用する労働者を雇い入れる際に実施
②定期健康診断	・労働安全衛生規則第44条 ・常時使用する労働者に1年以内ごとに1回実施
③特定業務従事者の健康診断	・労働安全衛生規則第45条 ・常時深夜業に従事する者など、労働安全衛生規則第13条第1項第3号の業務に従事する労働者について配置換えの際、およびその6カ月以内ごとに実施
④海外派遣労働者の健康診断	・労働安全衛生規則第45条の2 ・労働者を6カ月以上海外に派遣する際、および6カ月以上海外に派遣した労働者を帰国させ国内業務につかせる際に実施
⑤給食従業員の検便	・労働安全衛生規則第47条 ・給食従業員を雇い入れる際、当該業務への配置換えの際に実施

表2 健康診断の実施義務

契約形態	正社員	パートタイム労働者					
		無期契約 契約期間が1年以上の有期契約			契約期間が6カ月以上1年未満の有期契約		
週所定労働時間	1	3/4以上	1/2以上3/4未満	1/2未満	3/4以上	1/2以上3/4未満	1/2未満
雇い入れ時の健康診断	◎	◎	○	△	△	△	△
定期健康診断	◎	◎	○	△	△	△	△
特定業務従事者の健康診断	◎	◎	○	△	◎	◎	△

◎：労働安全衛生法を根拠に実施する義務があるもの。○：法律上の実施義務規定はないが実施が望ましいとされているもの。△：実施根拠規定がないもの。

したものであり、その結果の管理、それに基づく措置も同一の事業者が行うことが本来の趣旨からも望ましいといえます。そのため、派遣労働者の一般健康診断の実施義務者は雇用主である==派遣元事業主==で実施・管理します。

2018年4月から定期健康診断などの診断項目の取り扱いが一部変更となりました（平成29年基発0804第4号）。以前は血糖検査をHbA1cの検査に代えてもよいとされていましたが（平成10年基発第697号）、==HbA1cのみの検査は認められず==空腹時または随時血糖の検査が必須となりました。また、尿検査においても糖尿病性腎症の原因と考えられる高血糖、腎硬化症の原因と考えられる高血圧などの基

礎疾患を含めて、労働者の健康状態などを勘案しながら医師が必要と認めた場合には血清クレアチニン検査の追加が望まれる、という項目が追加されました。さらにLDLコレステロールに関して、LDLコレステロール値を直接測定する方法以外にも、フリードワルド式によって総コレステロール値から求める方法でも可能となりました（フリードワルド式によるLDLコレステロール＝総コレステロール－HDLコレステロール－トリグリセリド/5）。ただし、トリグリセリド400 mg/dL以上や食後採血の場合にはnon-HDLコレステロールにて評価することとなっています（non-HDLコレステロール＝総コレステロール－HDLコレステロール）。

2 雇い入れ時の健康診断（労働安全衛生規則第43条）(表3)

　雇い入れ時の健康診断は、事業者が常時使用するすべての労働者に対して雇い入れたときに必ず行う健康診断です。この健康診断の趣旨・目的は、労働者の入転後の健康管理の基礎資料となり、また健康管理の対象となる健康状態の把握と、労働者の配置部署の医学的合理性の確保（適正配置）にあります。そのため一般定期健康診断と違い、医師の判断で健康診断項目の省略はできません。

　検査項目は一般定期健康診断とほぼ同じ項目ですが、喀痰検査は不要です。雇い入れ時健診では、1,000 Hzおよび4,000 Hzの30 dBで純音を用いたオージオメータによる聴力検査が義務づけられています（平成元年基発第462号）。また、予定されている勤労に必要な身体的特性の検査（感覚器、呼吸器神経系皮膚、運動機能など）も医師の判断で行われます（昭和47年基発第601号の1）。

　雇い入れ時の健康診断の受診時期は、基本的には採用決定後から就労開始前3カ月から直後に実施します。入社前であっても、健康診断の実施は可能です。また、本人が入社前3カ月以内に必須の項目をカバーしている健康診断を会社に提出した場合は、雇い入れ時の健康診断を省略できます。雇い入れ後、1年以内であれば、定期健康診断を省略してもかまいません。また、特定業務従事者の健康診断については、6カ月以内であれば省略できます。

3 定期健康診断（労働安全衛生規則第44条）(表3)

　定期健康診断は、事業者が常時使用するすべての労働者に対して1年以内ごとに1回行う健康診断です。かつては結核の発見を中心とした健康診断でしたが、最近の労働者の高齢化や労働環境の変化により、健康診断の目的も生活習慣病・作

表3 雇い入れ時健康診断と定期健康診断

健康診断項目	雇い入れ時健康診断	定期健康診断
・既往歴および業務歴の調査 ・自覚症状および他覚症状の有無の検査	○	○
・身長	○	△[1)]
・体重、視力および聴力の検査	○*1	○*2
・腹囲	○	△[2)]
・胸部X線検査	○	△[3)]
・喀痰検査	×	△[4)]
・血圧の測定 ・尿検査〔尿中の糖およびたんぱく（医師が必要と認めれば血清クレアチニン検査）〕	○	○
・貧血検査（赤血球数、Hb値） ・肝機能検査（AST、ALT、γ-GTP） ・血中脂質検査〔LDLコレステロール（直接法orフリードワルド式から計算）、HDLコレステロール、トリグリセリド〕 ・血糖検査（HbA1cのみは不可） ・心電図検査	○	△[5)]

＊1：1,000 Hzおよび4,000 Hzの30 dBで純音を用いたオージオメータによる測定。
＊2：1,000 Hzの30 dBおよび4,000 Hzの40 dBで純音を用いたオージオメータによる測定。
省略基準は以下の通りである。
　△[1)] 20歳以上の場合省略可能。
　△[2)] 以下のいずれかの場合省略可能。
　　①40歳未満（35歳を除く）の者
　　②妊娠中の女性、またはその腹囲が内臓脂肪の蓄積を反映していないと診断された者
　　③BMIが20未満である者
　　④BMIが22未満であって、自ら腹囲を測定し、その値を申告した者
　△[3)] 40歳未満のうち以下のいずれかに当てはまるものは省略**不可**。
　　①5歳ごとの節目年齢（20歳、25歳、30歳および35歳）
　　②感染症法で結核に係る定期の健康診断の対象とされている施設などで働いている
　　③じん肺法で3年に1回のじん肺健康診断の対象者（管理1、過去管理2の者）
　△[4)] 以下のいずれかの場合省略可能。
　　①胸部X線検査を省略された者
　　②胸部X線検査によって病変の発見されない者、または胸部X線検査によって結核発病のおそれがないと診断された者
　△[5)] 40歳未満（35歳は除く）は省略可能。

業関連疾患対策に変わってきています。

　健康診断の項目は雇い入れ時の健康診断とほとんど同じですが、喀痰検査が追加されています。また、聴力検査においては1,000 Hz の 30 dB および 4,000 Hz の 40 dB で純音を用いたオージオメータによる測定が義務づけられています。定期健康診断における既往歴は、直近に実施した健康診断以降のものを言うこと、すなわち過去1年間の既往歴だけの聴取でよいとされています（昭和47年基発第601号の1）。

　定期健康診断ではそれぞれの基準に基づき、医師が必要でないと認めるときは健康診断の項目の省略が可能です。なお、「医師が必要でないと認める」とは、自覚症状および他覚症状、既往歴などを勘案し、医師が総合的に判断することをいいます。したがって、省略基準については、年齢などにより機械的に決定されるものではないことに留意してください。詳しい省略基準は 表3 を参照にしてください。

4　特定業務従事者の健康診断（労働安全衛生規則第45条）表4、5

　第二次世界大戦後、労働基準法がすべての労働者に年1回の健康診断を規定した際、「衛生上有害」な業務に従事する労働者については健康診断の実施間隔を6カ月に短縮することを定義しました。その際に、具体的な定義として、省令が有害要因を列挙し、労働基準局長による回答（昭和23年基発第1178号）で有害要因ごとの基準が定量的に示され、下記に示す特定業務〔労働安全衛生規則（以下、安衛則）第13条第1項第3号に掲げる業務〕に常時従事する労働者に対しては、当該業務への配置換えの際および6カ月に1回、定期健康診断と同じ項目の健康診断を行うこととなりました。

　特定業務の中に深夜業が含まれていますが、近年、生産性の観点で深夜業に従事する労働者が多くなってきました。その影響もあり、深夜業従事者の健康診断を充実させるために自発的健康診断（安衛則第50条の2）という健康診断が設けられています。これは、深夜業に従事する労働者で一定の要件〔常時使用される労働者で、当該健康診断の受診前6カ月を平均して1カ月当たり4回以上深夜業（午後10時から午前5時まで）に従事した者〕に該当するものは、健康に不安を感じた

表4 特定業務

- 多量の高熱物体を取り扱う業務、および著しく暑熱な場所における業務
- 多量の低温物体を取り扱う業務、および著しく寒冷な場所における業務
- ラジウム放射線、X線、その他の有害放射線にさらされる業務
- 土石、獣毛などのじん埃または粉末を著しく飛散する場所における業務
- 異常気圧下における業務
- 削岩機、鋲打機などの使用によって、身体に著しい振動を与える業務
- 重量物の取り扱いなど重激な業務
- ボイラー製造など強烈な騒音を発する場所における業務
- 坑内における業務
- 深夜業を含む業務
- 水銀、ヒ素、黄リン、フッ化水素酸、塩酸、硝酸、硫酸、青酸、苛性アルカリ、石炭酸、その他これらに準ずる有害物を取り扱う業務
- 鉛、水銀、クロム、ヒ素、黄リン、フッ化水素、塩素、塩酸、硝酸、亜硫酸、硫酸、一酸化炭素、二硫化炭素、青酸、ベンゼン、アニリン、その他これらに準ずる有害物のガス、蒸気または粉じんを発散する場所における業務
- 病原体によって汚染のおそれが著しい業務
- その他厚生労働大臣が定める業務

ときなど自ら受けた健康診断の結果を事業者に提出し、事業者は定期健康診断と同様にその結果に基づき適切な事後措置を講じる必要がある、というものです。

費用は自発的なものなので基本的には労働者が負担するものです。かつてこの健康診断にかかった費用の一部を国が援助する「自発的健康診断受診支援助成金」という制度がありましたが、2011年3月に廃止されました。

5 海外派遣労働者の健康診断 （労働安全衛生規則第45条の2）(表5)

海外派遣労働者に対する健康診断は、派遣前と帰国時の2種類に分けられます。まず、事業者は労働者を6カ月以上海外に派遣しようとするときは、あらかじめ健康診断を行わなければなりません。項目は、定期健康診断に4項目追加されます。もう一つは、海外に6カ月以上派遣した労働者を国内の業務につかせるときも健康診断を行わなければなりません。項目は、派遣前の健康診断とほぼ同じですが、1項目だけ違いがあり、ABO式血液型の代わりに糞便塗抹検査を行います。

海外派遣労働者については海外派遣前後の健康診断の規定があるだけで、その他、定期健康診断や特殊健康診断などの法的規定はありません。そのため、長期間海外で労働している場合、健康確認の機会がほとんど失われてしまうことになって

表5 特定業務従事者と海外派遣労働者の健康診断

健康診断項目	特定業務従事者の健康診断	海外派遣労働者の健康診断
・既往歴および業務歴の調査 ・自覚症状および他覚症状の有無の検査	○	○
・身長	○	△4)
・体重、視力および聴力の検査	△1)	○
・腹囲	○	○
・胸部X線検査	△2)	○
・喀痰検査	△2)	△5)
・血圧の測定 ・尿検査〔尿中の糖およびたんぱく（医師が必要と認めれば血清クレアチニン検査）〕	○	○
・貧血検査（赤血球数、Hb値） ・肝機能検査（AST、ALT、γ-GTP） ・血中脂質検査（LDLコレステロール（直接法 or フリードワルド式から計算）、HDLコレステロール、トリグリセリド〕 ・血糖検査（HbA1cのみは不可） ・心電図検査	△3)	○
・医師が必要としたときに実施しなければならない項目	・該当なし	・腹部画像検査（胃部X線検査、腹部エコー検査） ・血中の尿酸の量の検査 ・B型肝炎ウイルス抗体検査 ・ABO式およびRh式の血液型検査（派遣前に限る） ・糞便塗抹検査（帰国時に限る）

省略基準
- △1) 45歳未満（35歳、40歳を除く）の者の聴力検査は、医師の判断により他の方法を用いてもよい。また、年2回の聴力検査のうち1回は、医師が適当と認める方法を用いてもよい。
- △2) 1年に1回でよい。
- △3) 35歳および40歳以上の、年2回の貧血検査、肝機能検査、血中脂質検査、血糖検査、心電図検査のうち1回は、医師が必要でないと認めるときは省略可能。
- △4) 20歳以上の場合、省略可能。
- △5) 胸部X線検査で所見のない場合、省略可能。

しまいます。とはいえ事業者の安全配慮義務からすると労働者の健康状態を確認しておきたいので、そういった長期海外赴任がある大手企業では、1年に1回の健康診断受診を社内規定などで義務づけていることが多いです。

余談ですが、国によって（たとえば中国）は指定された病院で受けた検査結果ではない限り、ビザが発行されないことがあります。そのため、もし派遣先の国が決

まっている場合の派遣前健康診断は、二度手間を避けるために事前に指定病院かどうかを調べてから健康診断を受けたほうがよいかもしれません。

6 給食従業員の検便（労働安全衛生規則第47条）

　事業場にある食堂または炊事場における給食の業務に従事する労働者に対しては、食中毒、伝染病の観点から、==雇い入れ==や==配置換えの際==に検便による健康診断を行わなければいけません。一般的には感染症法における3類感染症に分類される、赤痢菌、サルモネラ属菌（チフス菌、パラチフスA菌を含む）、腸管出血性大腸菌（O-157、O-26、O-111）の健康保菌者（病原菌を保有していても、腹痛や下痢などの菌による症状が出ていない人のこと）の検索を目的に実施します。

　これは労働者を守る法律であるため、一般消費者に食事を提供する飲食業の厨房などで働く労働者に対してはこれとは別に「食品衛生法」「大量調理施設衛生管理マニュアル」などでの検査が義務づけられています。

【引用・参考文献】
1) 山田誠二監. "第1部 健康診断関係法令". 働く人のための健康診断の実務. 東京, 全国労働衛生団体連合会, 2014, 3-29.
2) 森晃爾編. "健康の保持増進". 産業保健ハンドブック 改訂16版. 東京, 労働調査会, 2018.

2 健康診断の種類
2 特殊健康診断

三井化学株式会社 本社健康管理室 室長 統括産業医 **土肥誠太郎**

1 特殊健康診断とは

　有害要因による健康影響を防ぐには、労働者が有害要因にさらされないようにするための対策が必要であり、労働衛生の3管理のうち「作業環境管理」「作業管理」による労働衛生工学的対策をまず実施することが適切です。本来、有害環境をなくしたり、有害物質を使用しないこと、または完全に密閉化することなどが最善策ですが、現実は困難な場合が多くあります。したがって、労働衛生工学的な対策は、有害物質の飛散を抑制することを主な目的とする局所排気装置の設置、有害物質の体内への侵入を防ぐための保護具の使用などが中心になります。しかし、局所排気装置が十分機能していなかったり、保護具そのものや使用状況が適切でなかったりして十分な効果が得られない場合もあります。そこで、有害要因による健康影響の有無を把握するために、特殊健康診断の実施が法令で義務づけられています。

1 特殊健康診断の目的と留意事項

　特殊健康診断の目的は、表1 であり、留意事項は 表2 になります。

2 特殊健康診断の種類

　特殊健康診断の種類には、有機溶剤健康診断、鉛健康診断、四アルキル鉛健康診断、特定化学物質健康診断、高気圧業務健康診断、電離放射線健康診断、石綿健康診断、じん肺健康診断、歯科特殊健康診断（労働安全衛生規則第48条）、除染則健康診断があります。なお、それぞれの健康診断に関して概略を説明しますが、詳細は必ず法令を参照してください。

表1　特殊健康診断の目的

- 職業性疾病を早期に発見して早期の治療を行うこと。
- 有害要因への曝露の程度を把握するとともに、作業環境測定結果を参考に健康影響を低減させる方策に資すること。
- 事業者が医師などの意見を勘案して、必要がある場合、就業上の措置を講ずること。

表2　特殊健康診断に関する留意事項

- 事業者に実施義務があり、基本的に労働者には受診義務がある。受診に要する時間は就業時間として取り扱うのが一般的である。
- 健康診断個人票を作成して、法令に定められた期間保管が必要である。
- 異常の所見がある場合、健康を保持するための医師などの意見を聴き、健康診断個人票に記載する必要がある。
- 健康診断結果を労働者に通知する必要がある。
- 特殊健康診断については、事業場の規模を問わず、健康診断を実施した後、遅滞なく、健康診断結果報告書を所轄の労働基準監督署に提出する必要がある。
- 健康診断結果に基づき必要な対策について衛生委員会で審議する必要がある。

2　有機溶剤健康診断

　有機溶剤健康診断は、有機溶剤中毒予防規則第29条で定められています。屋内作業場などにおいて法令で定められた有機溶剤業務に常時従事する労働者に対し、雇い入れの際、当該業務への配置替えの際およびその後6カ月以内ごとに1回定期に、所定の項目の健康診断を実施しなければなりません。

　健康診断項目で、必ず実施すべき項目を 表3 に、医師が必要と判断した場合に実施しなければならない項目を 表4 に示します。表3 の項目のうち④および⑥～⑧は、有機溶剤により異なりますので、法令を参照してください。

表3　有機溶剤健康診断で必ず実施すべき項目

① 業務の経歴の調査
② 有機溶剤による健康障害の既往歴の調査、有機溶剤による自覚症状および他覚症状の既往の調査、有機溶剤による⑤～⑧および 表4 の①～⑤に掲げる異常所見の有無の調査、④の既往の検査結果の調査
③ 自覚症状または他覚症状の有無の検査
④ 尿中の有機溶剤の代謝物の量の検査
⑤ 尿中のたんぱくの有無の検査
⑥ 肝機能検査〔AST（GOT）、ALT（GPT）、γ-GTP〕
⑦ 貧血検査（赤血球数、血色素量）
⑧ 眼底検査

※④および⑥～⑧は有機溶剤により異なる。

表4　有機溶剤健康診断で医師の判断により実施する項目

① 作業条件の調査
② 貧血検査
③ 肝機能検査
④ 神経内科学的検査
⑤ 腎機能検査（尿中のたんぱくの有無の検査を除く）

3 鉛健康診断

鉛健康診断は、鉛中毒予防規則第53条で定められています。法令で定められた鉛業務に常時従事する労働者に対しては、雇い入れ時、当該業務への配置替え時およびその後6カ月以内ごとに1回定期に、健康診断を実施しなければなりません。ただし、法令で定められた一部の業務またはこれらの業務を行う作業場所における清掃の業務に従事する労働者に対しては1年以内ごとに1回となります。

健康診断項目で、必ず実施すべき項目を 表5 に、医師が必要と判断した場合に実施しなければならない項目を 表6 に示します。

4 四アルキル鉛健康診断

四アルキル鉛健康診断は、四アルキル鉛中毒予防規則第22条で定められています。法令で定められた四アルキル鉛業務に常時従事する労働者に対しては、雇い入れ時、当該業務への配置替え時およびその後3カ月以内ごとに1回定期に、健康診断を実施しなければなりません。

健康診断項目は 表7 のようになっています。

表5 鉛健康診断で必ず実施すべき項目

① 業務の経歴の調査
② 鉛による自覚症状および他覚症状の既往歴調査、血液中の鉛の量および尿中のデルタアミノレブリン酸の量の既往の検査結果の調査
③ 鉛による自覚症状または他覚症状と通常認められる症状の有無の検査
④ 血液中の鉛の量の検査
⑤ 尿中のデルタアミノレブリン酸の量の検査

表6 鉛健康診断で医師の判断により実施する項目

① 作業条件の調査
② 貧血検査
③ 赤血球中のプロトポルフィリンの量の検査
④ 神経内科学的検査

表7 四アルキル鉛健康診断の項目

① いらいら、不眠、悪夢、食欲不振、顔面蒼白、倦怠感、盗汗、頭痛、振せん、四肢の腱反射亢進、悪心、嘔吐、腹痛、不安、興奮、記憶障害その他の神経症状または精神症状の有無の検査
② 血圧の測定
③ 血色素量または全血比重の検査
④ 好塩基点赤血球数または尿中のコプロポルフィリンの検査

5 特定化学物質健康診断

　特定化学物質健康診断は、特定化学物質障害予防規則第39条で定められています。ここには発がん性物質などが多く含まれており、法令で定められた特定化学物質を取り扱う業務に常時従事する労働者に対しては、雇い入れ時、当該業務への配置替え時および6カ月以内ごと（ベリリウムおよびニッケルカルボニルを取り扱う労働者に対する胸部X線直接撮影による検査は1年ごと）に1回定期に、健康診断を実施しなければなりません。また、健康診断対象業務から外れた後（配置転換後）も、一部の作業では、健康診断を継続する必要がありますので注意が必要です。

　特定化学物質健康診断は、第一次検査と第二次検査がそれぞれの物質に対して個別に定められています。第一次検査項目をグループ別に 表8 に示します。発がん性のある特別管理物質については、健康診断の結果の保存期間は30年で、その他の物質では5年となっていますので注意が必要です。

　なお、エチレンオキシドとホルムアルデヒドについては、特定化学物質障害予防規則に基づく特殊健康診断を行う必要はありませんが、労働安全衛生規則第45条に基づく特定業務従事者健康診断を、配置替え時およびその後6カ月以内ごとに1回行わなければなりません。

6 高気圧業務健康診断

　高気圧業務健康診断は、高気圧作業安全衛生規則第38条で定められています。法令で定められた高圧室内業務または潜水業務に常時従事する労働者に対しては、雇い入れの際、当該業務への配置換えの際、およびその後6カ月以内ごとに1回定期に、健康診断を実施しなければなりません。健康診断項目で、必ず実施すべき項目を 表9 に、医師が必要であると認めたときに実施しなければならない項目を 表10 に示します。

　また、病者の就業禁止が定められていますので（第41条）、注意が必要です。

表8 特定化学物質健康診断のグループ分類と健康診断項目

物質名（製造禁止物質）	健診項目のグループ分類	物質名（第2類物質）	健診項目のグループ分類
ベンジジンおよびその塩	A	酸化プロピレン	F
4-アミノジフェニルおよびその塩	A	三酸化二アンチモン	AJ
4-ニトロジフェニルおよびその塩	A	シアン化カリウム、シアン化水素、シアン化ナトリウム	Q
ビス（クロロメチル）エーテル	B	四塩化炭素	O
ベーターナフチルアミンおよびその塩	A	1,4-ジオキサン	O

物質名（第1類物質）	健診項目のグループ分類		
		1,2-ジクロロエタン（二塩化エチレン）	O
		3,3-ジクロロ-4,4'ジアミノジフェニルメタン（MOCA）	AI
ジクロロベンジジンおよびその塩	A	1,2-ジクロロプロパン、ジクロロメタン（二塩化メチレン）	R
アルファーナフチルアミンおよびその塩	A	ジメチル-2,2-ジクロロビニルホスフェイト（DDVP）	S
塩素化ビフェニル（PCB）	C	1,1-ジメチルヒドラジン	G
オルトートリジンおよびその塩	A	臭化メチル	F
ジアニシジンおよびその塩	A	水銀およびその無機化合物（硫化水銀を除く）	T
ベリリウムおよびその化合物	D	スチレン	U
ベンゾトリクロリド	E	1,1,2,2-テトラクロロエタン（四塩化アセチレン）	O

物質名（第2類物質）	健診項目のグループ分類	テトラクロロエチレン（パークロルエチレン）	V
		トリクロロエチレン	W
アクリルアミド	F	トリレンジイソシアネート	F
アクリロニトリル	G	ナフタレン	AF
アルキル水銀化合物	F	ニッケル化合物（粉状）	N
インジウム化合物	H	ニッケルカルボニル	D
エチルベンゼン	I	ニトログリコール	X
エチレンイミン	F	パラージメチルアミノアゾベンゼン	A
エチレンオキシド	※	パラーニトロクロルベンゼン	L
塩化ビニル	J	砒素およびその化合物	Y
塩素	G	フッ化水素	C
オーラミン	K	ベーターブロピオラクトン	Z
オルトートルイジン	AH	ベンゼン	AA
オルトーフタロジニトリル	L	ペンタクロルフェノール（PCP）およびそのナトリウム塩	AB
カドミウムおよびその化合物	M	ホルムアルデヒド	※
クロム酸およびその塩、重クロム酸とその塩	N	マゼンタ	A
クロロホルム	O	マンガンおよびその化合物	AC
クロロメチルメチルエーテル	B	メチルイソブチルケトン	AD
五酸化バナジウム	P	ヨウ化メチル	F
コバルトおよびその無機化合物	G	リフラクトリーセラミックファイバー	AG
コールタール	E	硫化水素	G
		硫酸ジメチル	AE

	健康診断項目	A	B	C	D	E	F	G	H	I	J	K	L	M	N	O	P	Q	R	S	T	U	V	W	X	Y	Z	AA	AB	AC	AD	AE	AF	AG	AH	AI	AJ
調査項目	業務の経歴	○	○	○	○	○	○	○	○	○	○	○	○	○	○	○	○	○	○	○	○	○	○	○	○	○	○	○	○	○	○	○	○	○	○	○	○
	作業条件															○																					
	喫煙歴・喫煙習慣																																			△	
	既往歴の有無	○	○	○	○	○	○	○	○	○	○	○	○	○	○	○	○	○	○	○	○	○	○	○	○	○	○	○	○	○	○	○	○	○	○	○	○
	自他覚症状の有無	○	○	○	○	○	○	○	○	○	○	○	○	○	○	○	○	○	○	○	○	○	○	○	○	○	○	○	○	○	○	○	○	○	○	○	○
診察項目	皮膚所見の有無					△																															
	鼻腔の所見の有無														○																						
	カドミウム黄色環の有無													○																							
	肝または脾の腫大有無																																				
検査項目	握力																																				
	血圧																																				
	肺活量																																				
	胸部X線直接撮影																																				
	心電図																																				
	尿たんぱく																																				
	尿糖																																				
	尿中ウロビリノーゲン																																				
	尿比重																																				
	血清クレアチニン																																				
	尿潜血																																				
	尿沈渣検鏡の検査																																			△	
	マンデル酸																																				
	トリクロロ酢酸																																				
	総三塩化物																																				
	赤血球数																																				
	白血球数																																				
	GOT、GPT、γ-GPT、ALP等肝機能検査																																				
	血清インジウム																																				
	血清KL-6																																				
	尿中の物質量測定																																△		△		

○印は該当するもの。△印は医師が必要と認める場合など、一定条件のもとに該当するもの。

表9 高気圧業務健康診断で必ず実施すべき項目

①既往歴および高気圧業務歴の調査
②関節、腰もしくは下肢の痛み、耳鳴りなどの自覚症状または他覚症状の有無の検査
③四肢の運動機能検査
④鼓膜および聴力の検査
⑤血圧の測定ならびに尿中の糖およびたんぱくの有無の検査
⑥肺活量の測定

表10 高気圧業務健康診断で医師の判断により実施する項目

①作業条件調査
②肺換気機能検査
③心電図検査
④関節部のX線直接撮影による検査

7 電離放射線健康診断

電離放射線健康診断は、電離放射線障害防止規則第56条で定められています。法令で定められた放射線業務に常時従事する労働者で管理区域に立ち入る者に対し、雇い入れ時または当該業務に配置替えの際、およびその後6カ月以内ごとに1回定期に、健康診断を実施しなければなりません。

健康診断項目は 表11 の通りです。ただし、被曝状況などに応じ検査項目の省略が認められています（表12）。

8 石綿健康診断

石綿健康診断は、石綿障害予防規則第40条で定められています。健康診断の対象は、表13 の通りです。

健康診断の実施時期は、雇い入れ時または当該業務への配置替えの際、および6カ月以内ごとに1回定期に、実施することになっています。

一次健康診断項目として、①業務の経歴の調査、②石綿による咳、痰、息切れ、胸痛などの他覚症状、または自覚症状の既往歴の有無の検査、③咳、痰、息切れ、胸痛などの他覚症状、または自覚症状の有無の検査、④胸部のX線直接撮影による検査があります。

二次健康診断は、一次健康診断の結果、他覚症状が認められる者、自覚症状を訴える者、その他異常の疑いがある者で、医師が必要と認めるものについては、次の項目について医師による健康診断を行わなければならない、とされています。①作業条件の調査、②胸部のX線直接撮影による検査の結果、異常な陰影（石綿肺に

表11 電離放射線健康診断の項目

① 被曝歴の有無（被曝歴を有する者については、作業の場所、内容および期間、放射線障害の有無、自覚症状の有無、その他放射線による被曝に関する事項）の調査およびその評価
② 白血球数および白血球百分率の検査
③ 赤血球数の検査および血色素量またはヘマトクリット値の検査
④ 白内障に関する眼の検査
⑤ 皮膚の検査

表12 電離放射線健康診断の省略

1. 表11 の健康診断項目のうち、雇入れ又は当該業務に配置替えに行わなければならないものについては、使用する線源の種類等に応じて、表11 ④の項目を省略することができる。
2. 表11 の健康診断項目のうち、定期に行わなければならないものについては、医師が必要でないと認めるときは、表11 ②～⑤の項目の全部又は一部を省略することができる。
3. 健康診断（定期に行わなければならないものに限る。）を行おうとする日の属する年の前年1年間に受けた実効線量が5ミリシーベルトを超えず、かつ、当該健康診断を行おうとする日の属する1年間に受ける実効線量が5ミリシーベルトを超えるおそれのない者に対する当該健康診断については、表11 ②～⑤の項目は、医師が必要と認めないときには、行うことを要しない。

表13 石綿健康診断の対象者

① 石綿などを取り扱い、または試験研究のため製造する業務に常時従事する労働者
② 過去においてその事業者で、石綿などの製造または取り扱い業務に常時従事したことのある在籍労働者
③ ①および②の業務の周辺で、石綿の粉じんを発散する場所における業務（周辺業務）に常時従事する、または常時従事したことのある労働者（2009年4月より追加）

よる線維増殖性の変化によるものを除く）がある場合で、医師が必要と認めるときは、特殊なX線撮影による検査、喀痰の細胞診または気管支鏡検査です。

なお、石綿健康診断結果の保存期間は40年です。また、じん肺健康診断にも関連しますので、注意してください。

9 歯科健康診断

歯科健康診断は、労働安全衛生規則第48条で定められており、事業者は、法令で定める業務に常時従事する労働者に対し、その雇い入れの際、当該業務への配置替えの際、および当該業務についた後6カ月以内ごとに1回定期に、歯科医師による健康診断を行わなければならない、とされています。

法令に定める業務は、塩酸、硝酸、硫酸、亜硫酸、フッ化水素、黄リン、その他、歯またはその支持組織に有害なもののガス、蒸気または粉じんを発散する場所における業務となっています。

2 健康診断の種類
❸ 行政指導による健康診断

三井化学株式会社 本社健康管理室 室長 統括産業医　**土肥誠太郎**

1 行政指導による健康診断とは

　法律で定められた業務以外でも、当該業務に従事することによって健康に影響を及ぼす恐れがある業務があり、これらの業務に従事する者に対して、行政指導により特別な健康診断を行うこととされています。

　表1 に掲げる業務に常時従事している労働者に対して、それぞれ特別の健康診断が定められています。一般的には、雇い入れの際、配置替えの際、およびその後6カ月以内ごとに1回、定期に健康診断を行うことになっています。

2 騒音健康診断

　騒音健康診断は、「騒音障害防止のためのガイドライン（基発第546号；平成4年10月1日）」に定められています。

1 雇入時等健康診断

　事業者は、騒音作業（騒音障害防止のためのガイドラインの別表第1および別表第2を参照）に常時従事する労働者に対し、その雇い入れの際、または当該業務への配置替えの際に、医師による健康診断を行うことが定められています。健康診断項目は、既往歴の調査、業務歴の調査、自覚症状および他覚症状の有無の検査、オージオメータによる250、500、1,000、2,000、4,000、8,000Hzにおける聴力の検査、その他医師が必要と認める検査です。

表1 行政指導による健康診断が必要な業務

① 紫外線、赤外線にさらされる業務
② マンガン化合物（塩基性酸化マンガンに限る）を取り扱う業務、またはそのガス、蒸気もしくは粉じんを発散する場所における業務
③ 黄リンを取り扱う業務、またはリンの化合物のガス、蒸気もしくは粉じんを発散する場所における業務
④ 有機リン剤を取り扱う業務、またはそのガス、蒸気もしくは粉じんを発散する場所における業務
⑤ 亜硫酸ガスを発散する場所における業務
⑥ 二硫化炭素を取り扱う業務、またはそのガスを発散する場所における業務（有機溶剤業務に係るものを除く）
⑦ ベンゼンのニトロアミド化合物を取り扱う業務、またはそれらのガス、蒸気もしくは粉じんを発散する場所における業務
⑧ 脂肪族の塩化または臭化炭化水素（有機溶剤として法規に規定されているものを除く）を取り扱う業務、またはそれらのガス、蒸気もしくは粉じんを発散する場所における業務
⑨ ヒ素またはその化合物（三酸化ヒ素を除く）を取り扱う業務、またはそのガス、蒸気もしくは粉じんを発散する場所における業務
⑩ フェニル水銀化合物を取り扱う業務、またはそのガス、蒸気もしくは粉じんを発散する場所における業務
⑪ アルキル水銀化合物（アルキル基がメチル基またはエチル基であるものを除く）を取り扱う業務、またはそのガス、蒸気もしくは粉じんを発散する場所における業務
⑫ クロルナフタリンを取り扱う業務、またはそのガス、蒸気もしくは粉じんを発散する場所における業務
⑬ ヨウ素を取り扱う業務、またはそのガス、蒸気もしくは粉じんを発散する場所における業務
⑭ 米杉、ネズコ、リョウブまたはラワンの粉じんなどを発散する場所における業務
⑮ 超音波溶着機を取り扱う業務
⑯ メチレンジフェニルイソシアネート（MDI）を取り扱う業務、またはこのガスもしくは蒸気を発散する場所における業務
⑰ フェザーミルなど飼肥料製造工程における業務
⑱ クロルプロマジンなどフェノチアジン系薬剤を取り扱う業務
⑲ キーパンチ作業
⑳ 都市ガス配管工事業務（一酸化炭素）
㉑ 地下駐車場における業務（排気ガス）
㉒ チェンソー使用による身体に著しい振動を与える業務
㉓ チェンソー以外の振動工具（削岩機、チッピングハンマー、スインググラインダーなど）の取り扱いの業務*
㉔ 24重量物取り扱い作業、介護作業など腰部に著しい負担のかかる作業*
㉕ 金銭登録の業務
㉖ 引き金付き工具を取り扱う業務
㉗ VDT作業（VDT作業常時従事者）*
㉘ レーザー機器を取り扱う業務またはレーザー光線にさらされる恐れのある業務
㉙ 半導体製造工程従事労働者
㉚ 騒音作業*
㉛ 学校給食の業務

＊：業務に係る事後措置などについては、それぞれの次の指針などを参照すること。

2 定期健康診断

　事業者は、騒音作業に常時従事する労働者に対し、6カ月以内ごとに1回定期に、医師による健康診断を行うことが定められています。健康診断項目は、既往歴の調査、業務歴の調査、自覚症状および他覚症状の有無の検査、オージオメータ（1,000、4,000 Hzにおける聴力検査）です。

　また、定期健康診断の結果、医師が必要と認める者については、次の項目について、医師による健康診断を行うことが定められています。オージオメータによる250、500、1,000、2,000、4,000、8,000 Hzにおける聴力の検査、その他医師が必要と認める検査です。

　なお、第I管理区分に区分された場所または屋内作業場以外の作業場で測定結果が85 dB（A特性）未満の場所における業務に従事する労働者については、本ガイ

ドラインに基づく定期健康診断を省略しても差し支えないことになっています。

3 振動業務健康診断

振動業務健康診断は、①「チェンソー使用に伴う振動障害予防について」（基発第134号：昭和45年2月28日）、②「振動工具（チェンソー等を除く）の取扱いなどの業務に係る特殊健康診断について」（基発第45号：昭和49年1月28日）、③「振動工具の取扱い業務に係る特殊健康診断の実施手技について」（基発第609号：昭和50年10月20日）などで定められています。

健康診断は雇い入れ時、当該業務（ガイドラインを参照）への配置替え時、および6カ月以内ごとに1回、定期に実施する必要があるとされています。上記②の通達では、定められた業務（＊1）に従事する者については、6カ月以内ごとに年2回行う定期のうち1回は冬期に、定められていない業務については1年以内ごとに1回（冬期）、定期に実施する必要があるとされています。

一次健康診断項目としては表2のものがあげられます。＊1、および表2中の＊2、＊3については、詳細に定められていますので、法令を参照してください。

二次健康診断項目も特殊な検査が詳細に定められていますので、法令を参照してください。

表2 一次健康診断項目

①職歴などの調査：使用工具の種類、作業の状況（＊2）、その他
②自覚症状の有無の調査（問診）、診察（視診、触診）
③運動機能検査（瞬発・維持握力）、血圧測定
④末梢循環機能検査：常温による手指の皮膚温および爪圧迫テスト
⑤末梢神経機能検査：常温による手指などの痛覚および振動覚
⑥両手関節および両肘関節のX線撮影による検査（＊3）（雇い入れ時、当該業務への配置替え時、およびチェンソーについては3年に1回）

4 情報機器作業健康診断

情報機器作業健康診断は、「情報機器作業における労働衛生管理のためのガイドラインについて」（基発0712第3号：令和元年7月12日）で定められています。

健康診断は、作業内容・作業時間によって作業区分があり、健康診断項目が定められていますので、ガイドラインなどを参照してください。

スムーズに健康診断の日程調整（予約）を行うコツは？

Column ❶

多くの事業場での健康診断は、業務時間内で行われていると思います。

では、みなさんは１人当たりの受診時間がどの程度かかっているか、きちんと把握されていますか？　一般健康診断を実施した場合、一般健診と特定健診・特殊健康診断を組み合わせて実施した場合、さらには法定外健康診断まで加えた場合、いろいろな受診パターンがあると思いますが、どのような組み合わせでスケジュールを作成するのがベストなのでしょうか？

これらを判断するため、すべて外部健診機関任せにするのではなく、実施状況について日々ポイントを絞って観察してみましょう。受付は混雑していないのに同じ時間帯にある特定の検査場所に受診者が集中していたとしたら、実施順序のパターンを変えてみることによって混雑が解消できる可能性は高いのですが、そもそもスタートである受付が混雑していることですべての受診時間が遅れているのであれば、事前に立てたスケジュールを見直す必要があります。一日の受診人数設定が多すぎないか、受診の時間帯枠組みの設定は一定になっているか、未受診者の変更で予定人数が多くなりすぎていないかなど、健康診断の日程調整（予約）をスムーズに行う仕組みが構築できれば、離席時間を短くすることにつながります。

たとえば、全従業員へ公開するか、それとも職場の代表者へ公開するかは事業場の運用方法にもよりますが、**視覚化した全日程スケジュールをイントラネット上に公開し（図1）、部・課、受診日時、受診可能な性別など決められた枠組みの中で日時を変更**してもらうことで、受診予定人数のコントロールができます。

選択	年月日	枠番号	時間	備考	性別	人数		健診タイプ																			
								01	02	03	04	05	06	07	08	09	10	11	12	13	14	15	16	17	18	19	20
☐	2018/11/26	101	08:00 - 08:15	160棟：11/26-12/19 厚生棟：1/8-2/20	両方	5 …	7		●																		
☐	2018/11/26	102	08:15 - 08:30	160棟：11/26-12/19 厚生棟：1/8-2/20	両方	5 …	7		●																		
☐	2018/11/26	103	08:30 - 08:45	160棟：11/26-12/19 厚生棟：1/8-2/20	両方	6 …	6		●																		
☐	2018/11/26	104	08:45 - 09:00	160棟：11/26-12/19 厚生棟：1/8-2/20	両方	6 …	6		●																		
☐	2018/11/26	105	09:00 - 09:15	160棟：11/26-12/19 厚生棟：1/8-2/20	両方	5 …	6		●																		
☐	2018/11/26	106	09:15 - 09:30	160棟：11/26-12/19 厚生棟：1/8-2/20	両方	4 …	6		●																		
☐	2018/11/26	107	09:30 - 09:45	160棟：11/26-12/19 厚生棟：1/8-2/20	両方	4 …	6		●																		
☐	2018/11/26	108	09:45 - 10:00	160棟：11/26-12/19 厚生棟：1/8-2/20	両方	1 …	6		●																		
☐	2018/11/26	109	10:00 - 10:15	160棟：11/26-12/19 厚生棟：1/8-2/20	両方	3 …	6		●																		
☐	2018/11/26	110	10:15 - 10:30	160棟：11/26-12/19 厚生棟：1/8-2/20	両方	2 …	6		●																		
☐	2018/11/26	111	10:30 - 10:45	160棟：11/26-12/19 厚生棟：1/8-2/20	両方	2 …	6		●																		
☐	2018/11/26	112	10:45 - 11:00	160棟：11/26-12/19 厚生棟：1/8-2/20	両方	2 …	6		●																		
☐	2018/11/26	113	11:00 - 11:15	160棟：11/26-12/19 厚生棟：1/8-2/20	両方	2 …	2		●																		

図1　視覚化したスケジュールの公開例

※枠番号 103、104、113 以外は、人数枠の余裕があり、変更が可能となっています。

（髙﨑正子）

ばっちりわかる！
健康診断で
行う業務

第2章

1 基本の流れを理解しよう 健康診断フロー図

【健康診断実施準備】

健康診断の法定項目を確認する
- 法律改正による項目の変更はあるか

↓

安全衛生担当者と健康診断の日程を決定する
- 年1回の定期健康診断、6カ月ごとに1回の特殊健康診断などそれぞれの事業場に合わせて年間計画を立てる
- 昨年度の実績を踏まえて適切な期間（繁忙期を避けるなど）を設定して、対象者がきちんと受診できるようにする

↓

それぞれの健康診断の種類、対象者および人数をきちんと確認する
- 職場ごとに対象者および人数を整理する

→

健康診断実施機関との打ち合わせ
- 実施期間、健康診断項目、1日受健可能人数、実施場所などを確認する
- 前年度の状況を踏まえて問題点の改善を図る

↓

健康診断実施の周知
（健康診断結果に基づき事業者が講ずべき措置に関する指針）
- 安全衛生委員会などを通じて健康診断実施時期、種類などを労働者に周知する

↓

健康診断実施の通知
- 対象者の健康診断の種類や検査項目に応じて実施日を決定する
- 業務に支障を生じさせないように同日に受健する対象者の職場を考慮する
- 個別に健康調査票や健康診断に関する注意事項などを配布して、当日の健康診断に支障が起きないようにする

健康診断は安全衛生活動の重要な柱のひとつです。年間の安全衛生計画に組み込み、従業員全員が受診できるように配慮しましょう。健康診断にはさまざまな種類があり、効率的に行えるように健康診断の種類を組み合わせたり、受診する従業員の調整を行うなどしましょう。また、その機会や健康診断結果を効果的に活用できるように、企画の段階から事後措置までを計画的に進めることが大切です。

第2章 ばっちりわかる！健康診断で行う業務

【健康診断実施】

健康診断の実施
（労働安全衛生法第66条第1項～第4項）
- 全員が受健できる体制を整える
- 健康診断対象者が受健したかチェックする

健康診断結果の受領
- 健康診断実施機関からの結果は事業場の健康診断担当者に提供してもらう

健康診断結果の判定
- 医師等による診断区分の判定
  - 所見なし
  - 所見あり

健康診断結果の労働者への通知
（労働安全衛生法第66条の6）
- 異常の所見の有無にかかわらず、遅滞なく通知する

労働安全衛生法第66条第1項および第5項の健康診断後、二次健康診断の対象者の把握および受診勧奨
対象者は二次健康診断の結果を事業者に提出

特殊健康診断後の再検査または精密検査の実施

医師等※からの意見の聴取
（労働安全衛生法第66条の4）
- 就業区分および就業上の措置の内容について
  - 通常勤務 → 通常の勤務でよい
  - 就業制限
  - 要休業 → 休業
- 作業環境管理および作業管理について

医師等からの意見を聴くにあたっては、必要に応じて、医師等に対して作業環境、労働時間、作業態様、過去の健康診断結果などに関する情報を提供する
（健康診断結果に基づき事業者が講ずべき措置に関する指針）

健康診断結果の記録の保存
（労働安全衛生法第66条の3および第103条）
- 一般健康診断の結果は健康診断個人票を作成して5年間保存

【健康診断実施後の措置】

保健指導
（労働安全衛生法第66条の7第1項）
- 一般健康診断の結果、とくに健康の保持に努める必要があると認める労働者に対して、医師または保健師による保健指導を受けさせるように努める

就業上の措置の決定
（労働安全衛生法第66条の5）
- 医師等の意見を参考に労働者の実情を考慮して、就業場所の変更、作業の転換、労働時間の短縮、深夜業の回数の減少等を行い、医師等の意見を衛生委員会等へ報告する

※意見を聴く医師等 ➡ ●産業医　●産業医の選任義務のない事業場は地域産業保健センターの相談医を活用

（畑中純子）

2 事前の情報収集と分析

キヤノン株式会社 人事本部 安全衛生部 副部長 保健師 **矢内美雪**

1 情報収集と健康診断の企画

　健康診断の目的は労働者の経時的な健康状態の把握、労働負荷と健康状態の関係把握、有害物の健康影響調査、疾病罹患の有無把握、健康状態に応じた適正配置の実施、健康的な生活習慣獲得への支援などが挙げられます。

　これらの目的を果たすためには、健康診断はやりっぱなしでは意味をなさず、得られた情報が個人や集団、組織の産業保健活動につながることを目指して企画されなければなりません。そして、健康診断の実施や事後措置の方法は、それぞれの企業や事業場の特性により大きく異なるため、効果的な実施に向けて関連した情報の収集と分析を行い、適切な企画に結びつけることが重要です。まず、自社の健康管理方針や健康診断の目的、健康診断結果をどう活用するのかを明確にし、産業医や産業看護職などの専門職が企画の段階から可能な限り検討に参加し、健康診断の実施プロセスを想定した情報収集を行うことが重要です（表1）。また、それぞれのプロセスが相互に関連するため、収集した情報をもとに優先する条件を決定し、効率的で精度の高い健康診断の企画に反映させていきます。

表1 健康診断の実施プロセスと必要な情報

実施プロセス	必要な情報	留意点
①実施方法の決定	・健康管理の方針・目的・計画・体制、対象人数、立地条件、付帯設備、就労形態、予算など事業場の状況 ・医療機関や外部健診機関、交通など周囲の環境	・外勤、分散拠点、交替勤務などの就労形態へ配慮する
②実施時期／期間の決定	・対象者数、事業場の年間スケジュール、前年の健康診断時期、場所の確保、マンパワーの確保、1日当たりの人数枠、外部健診機関への日程確保状況など	・受診のしやすさや業務などへの影響に配慮する
③対象者の決定	・従業員の契約形態、就業規則、入社予定、海外赴任・帰任予定、海外出張予定、有害業務の把握など	・法定の対象者に加え、契約書や就業規則から自社での対象者範囲を確認する
④健康診断項目および問診項目の決定	・法定項目の確認、前年度までの健康診断結果や健康課題の分析結果、有害業務調査や作業環境測定結果など ・法定の自覚症状、特定健診における問診項目、既往歴・現病歴、その他健康課題や施策の評価指標として必要な項目など	・産業医判断による追加項目、自社で定める項目などを検討する ・法定項目以外の情報の取り扱いや本人への同意取得方法なども検討する
⑤実施場所の決定	・必要な広さ、必要な設備（什器、電源・電圧など）、動線や移動方法、温度管理、プライバシーの確保、トイレや水回りの確保など	
⑥事後措置の決定	・健康診断結果の通知方法、判定基準、再検査や精密検査の範囲と取り扱い、前年度までの集団分析結果（有所見者数、特定保健指導対象者数、有所見項目など）、活用できるマンパワー、予算、媒体、ツールなど	

2 実施方法の決定

具体的な実施方法を決定するために、事業場の状況と周囲の環境などのアセスメントを行います。

事業場の状況

健康管理方針や健康診断の目的、年間のイベントや健康支援計画、事業場の健康管理体制（単独型／分散型）、事業場規模（大規模／小規模）、対象人数、立地条件、付帯施設（体育館／会議室などの設備）、健康診断に関わるスタッフ（産業医／看護職などの医療職、事務スタッフ）、予算など。

周囲の環境

近隣の医療機関や健診機関、公共施設、交通状況など。

表2 事業場特性別の実施方法（文献2）より引用

単独型事業場	大規模単独型	外部健診機関に委託して事業場内で実施
		企業内の診療所や健診センターで実施
	小規模単独型 （50人未満）	外部健診機関の診療所や病院での施設内健診を利用して実施
		同業者組合、統合型健康保険組合などでの共催
		近隣企業との共催
		商工会・商工会議所が開催する健康診断を利用して実施
分散型事業場	近距離分散型	本社や地域中核支店などで実施
		事業場外部に会場を設置して実施（例：各事業場から集いやすい診療所、市民体育館、公民館など）
	遠距離分散型	外部健診機関の診療所や病院での施設内健康診断を利用して実施

※分散型事業場でも事業場ごとに健康管理を行う場合は、単独型事業場を参照。

　上記の情報をもとに、事業場の特性に応じた実施方法（表2）、実施期間や方式を決定します。たとえば、大規模単独型の健康診断方法においても、実施期間を集中させるのか、分散させるのかなどの検討が必要となります。

　いずれの方法を選択するにあたっても、メリット、デメリットを考慮し、事業場のニーズにいちばん合った方法を選択すること、また、デメリットをより少なくするような具体的工夫を企画段階から検討することなどが重要となります。

3　対象者の決定

　法律や各種規則、指針などにより対象者の基準は明確になっており、いわゆる正社員は健康診断の対象となります。非正規社員である有期契約社員や短時間労働者については、契約期間や労働時間を把握したうえで対応する必要があり（p.13 表2 参照）、派遣労働者は、一般健康診断は派遣元事業者、有害業務に関した特殊健康診断は派遣先事業者が実施することになっています。出向者（在籍出向者を想定）については、法律に定めがないため、出向元事業者、出向先事業者、出向者の3者間での出向契約に基づく対応となります。国内出向だけでなく海外法人への出向も含め出向者の継続的な健康管理が実施される視点で情報収集を行い、健康診断を含めた健康管理の方法について詳細な取り決めをしておくことが必要です。

　近年は雇用形態が多様化しており、とくに働き方改革の推進により、兼業や副業

をする従業員の取り扱いなどにも留意します。法律に基づく原則を最低基準とし、事業場としての基本方針により最低基準を超えての実施が行われる可能性もあります。そのため、自社にはどのような契約形態や就業特性があるのか、各就業規定や契約内容などをしっかり把握し、健康診断の対象者を決定していく必要があります。

職場での有害要因を確認し、法令や曝露状況などをもとに必要な特殊健康診断の検討や対象者の決定を行います。そのためには、職場の有害因子、作業状況や作業条件などの把握が必要となります。具体的には、取り扱い物質、使用量、作業頻度、作業時間、作業内容、物質の取り扱い状況、発生源からの距離、作業環境測定結果などの情報です。対象者本人や所属長、衛生管理者、作業主任者などから情報を得たり、必要時職場巡視で直接現場を確認します。特に新規の物質や作業については、作業開始前に職場から情報が得られるような仕組みや教育が必要になります。

4 健康診断項目の決定

労働安全衛生法（以下、安衛法）で求められる一般健康診断の項目は、主に作業関連疾患とされる脳・心疾患の予防を目的とした生活習慣病関連項目と、基本的な身体能力（身長、体重、視力、聴力）を把握するための項目、結核の予防を目的とした項目（胸部X線検査、喀痰検査）です。また、業務特性や前年度までの健康診断結果、健康課題の分析結果、有害業務調査結果などの情報をもとに、必要に応じて検査項目や問診項目を追加することがあります。決定項目以外の項目の追加に関しては、その目的や妥当性を十分に検討し、衛生委員会などで労使を交えて協議・決定されることが望ましいです。

1 法定項目以外の項目を実施する場合

健康情報は個人情報の中でも貴重なものであり、従業員のプライバシー権を侵害するリスクが生じ、その結果を事業者が把握するには原則本人の同意が必要となります。また、事業者は健康管理義務が拡大することを念頭に置き、妥当性がある追加項目を選定することや、健康診断として推奨度が高いものを見きわめるなど導入

の判断を十分に検討する必要があります。業務特性による追加項目（たとえば、運輸業でのアルコールなどの薬物や睡眠時無呼吸検査など）は、必要性や妥当性の検討と、結果の利用目的や結果に基づく対応基準の明確化、本人への十分な説明と同意などが必要となります。

2 法定項目の省略を行う場合

　従業員にとっては異常に気づく機会を逃す可能性、事業者にとってはリスクを把握する機会を損なう可能性を生じます。安衛法では、雇い入れ時の健康診断を除く定期健康診断、特定業務従事者の健康診断、海外派遣労働者の健康診断で法定項目の一部を省略できることになっています。いずれも省略は「厚生労働大臣が定める基準に基づき、医師が必要でないと認めるとき」とされており、通達では「年齢等により機械的に決定するのではなく、個々の労働者について、医師が健康診断時点の健康状態、日常生活状況、作業態様、過去の健康診断の結果、労働者本人の希望等を十分考慮して総合的に判断すべきものである」と示されています。したがって、原則的には健康診断の実施前から集団に対して法定検査項目の省略を一律に計画することは適切ではありません。産業医による個別の判断やある一定の条件づけなどを確認し、省略理由を明らかにしてから行うことが必要です。

5 実施機関

　社内のスタッフや施設だけでは健康診断が実施できない場合は、健康診断を外部健診機関に委託することになります。専門機関に委託することで健康診断の質の向上や効率化を図ることを期待できます。自社のニーズに合った健診機関を選定するためには、産業保健スタッフが積極的にその選定のプロセスに関わることが必要です。外部健診機関の情報収集や評価選定を適切に行うことが信頼できる健診機関での質の高い健康診断の実施を可能にします。ただし、条件に100％対応できる健診機関を探すことは非常に難しく、継続して実施していく中で要望や改善点を調整する必要があります。また、健診機関の対応力や柔軟性、専門機関としての経験に基づくアドバイスなどが健康診断の企画や実施の質の向上に非常に有効になると考えます。

1 選定のためのプロセス

①企業として選定の基準や優先順位を明確にします。健康診断の目的、実施〜結果の活用の中でどう展開していくか、健診機関に依頼する範囲や委託内容を明確にします。

②複数の健診機関を比較します。コンペティション形式などを取り入れ公正・明瞭なプロセスを踏み委託先を決定します。直接説明を受け、可能な限り健康診断の質や仕様の確認を行います。具体的な健康診断の対象者や健康診断種別に基づき相見積もりをとり、見積もりの差（背景）の説明を受けます（たとえば機材やラボラトリーの質、アルバイトなどの多用など）。

③契約や覚書などの具体的内容の確認、社内承認などを行います。

2 選定のための情報

以下に示すポイントにより、委託先の情報収集や確認をします。

- 健診機関の精度管理：第三者機関の評価など。
- サービス提供の安定性：実績に基づくキャパシティ、第三者委託の有無、システム体制など。
- 料金：相見積もりをとること、健康診断時期（繁忙期／閑散期など）やボリュームディスカウントなど。
- 検査の精度管理：検査機関、検査方法、判定の仕組みなど。
- スタッフ：人数、資格の有無、体調管理の有無、スタッフへの教育、雇用形態などでの教育格差の有無など。
- 情報セキュリティ：契約内容、プライバシーマークなどの評価指標、チェックの体制など。
- サービスの拡張性：保健指導や環境測定、産業保健スタッフの派遣、ネットワーク健診、データ入力など。

6 事後措置の決定

前年度以前の有所見者数やその内容などの集団分析結果をもとに、当年の事後措

置の対象者数を予測したり、フォロー体制の構築や保健指導などの具体的内容を決めておくことも必要となります。行き当たりばったりの後追いのデータ分析や企画とならないように、個別のデータ変化の確認をどう行っていくか、また目的に沿って集団データをどう分析し評価するかなどを計画的に進めることがポイントとなります。健康診断に関わる専門職としては、個人の健康情報だけではなく、必ず集団としての健康情報の分析を行い、有所見者に対する個別指導のみに終始することのないように対応することが求められます。

　とくに、定期健康診断は、すべての従業員との接点となる貴重な機会であるため、たとえ健康診断の実施を外部健診機関に委託する場合でも、社内の専門職が積極的に関わり、健康診断の機会を活用して必要な情報収集や啓発活動など意図的な活用を検討します。そして毎年定期的に実施し、継続的に評価、改善を重ねるといったまさに PDCA サイクル〔Plan（計画）、Do（実行）、Check（評価）、Action（改善）〕を回すことで、より効果的な施策にしていくことが重要です。

【引用・参考文献】
1）森口次郎．"第1章 健康診断の意義と背景"．健康診断ストラテジー．森晃爾監，森口次郎ほか編．神奈川，バイオコミュニケーションズ，2014，9．
2）藤野義久．"第2章 健康診断の企画"．健康診断ストラテジー．森晃爾監，森口次郎ほか編．神奈川，バイオコミュニケーションズ，2014，102．
3）森晃爾編．産業ハンドブック④ 自主的産業保健活動の標準プロセス．東京，労働調査会，2008．
4）河野啓子監，栗岡住子著．産業看護マネジメント．東京，産業医学振興財団，2012．
5）森晃爾総編集．産業保健マニュアル．東京，南山堂，2017．

3 健康診断の計画立案

富士通株式会社 健康推進本部 健康事業推進統括部 健康支援室 シニアマネージャー　下山満理

　健康診断の実施は法令で定められています。この機会を最大限生かし、従業員の健康保持・増進などが図れるように計画立案を行う必要があります。具体的には、従業員の健康管理を行ううえで有効な健康情報を得る機会とすること、健康診断が従業員の健康意識向上の場となるよう調整していくことが重要です。産業看護職は産業保健チームの中でコーディネーター役として、人事労務・総務部門の担当者と連携し、事業場側や従業員のニーズにあった健康診断を提供することが望まれ、前項で述べられている情報収集と分析結果をもとに計画立案をしていく必要があります（全体の工程については 表1 を参照）。

1　予算について

　健康診断の費用は、次年度事業計画立案時に事業場の規模や形態などに応じ、人事労務・総務部門の担当者と連携して予算を確保しておく必要があります。また健康診断の予約などをシステム化する場合はその費用も必要です。

2　健康診断の実施方法、種類

　健康診断の実施方法は、p.36 表2 にあるように企業内の診療所や健診センターで運営している場合と、外部健診機関に委託する場合とがあり、事業場の形態（従業員が1つの事業場に集まる単独型の事業場か複数の事業場に点在する分散型の事業場か）や人数の規模などにより、検討します[1]。
　健康診断には、一般健康診断や特殊健康診断などがあります。従業員によってはこれら複数を受診しなければならない場合もあり、そのような従業員に対しては一元化して実施できるよう時期や場所などを調整するなど、事業場や従業員の特性に

表1 定期健康診断の工程表例（外部健診機関による巡回健診の場合）

時期	実施項目
半年以前	事業場内関係者と打ち合わせ
	外部健診機関と打ち合わせ
	日程の決定・会場手配
半年前〜1カ月前	対象者選別・抽出（人事部と在籍情報のやりとり）
	遠隔地出張者・出向者対応
	関係者に健診協力依頼レポート送付
	外部健診機関との情報のやりとり
	対象者・検査項目の確認・受診者名簿作成
	対象者の日程振り分け
	健診受診案内レポート送付
	健診キット送付
	健康教育用資料作成・準備
2〜3週間前	安全衛生委員会で周知
前日まで	当日使用物品の準備（投影資料・ポスター・体脂肪計などの測定機器）
健康診断当日	健康診断対応
	緊急値の対応
	受診リストの受け取り
健康診断事後	健康診断処理（健康診断所見・問診内容・判定確認、社内判定入力など）
	健康診断事後措置・健康診断結果返却対応
	未受診者対応（人事部と連携し対応）
	転入者・転出者・遠隔地出張者対応
	未受診・追加者健康診断の準備・実施
	安全衛生委員会報告
	労働基準監督署提出資料対応
	健康動態分析・報告
	関係者打ち合わせ（振り返り）

応じた実施方法を計画していきます。

3 実施体制の確立

　実施方法に応じて人事労務・総務部門とともに、必要な施設や設備の調整や産業保健専門スタッフの確保を行い実施体制を決めていきます。特殊健康診断の対応が必要な場合は、社内取り扱い物質や作業内容、対象者を適切に把握している部署から、健康診断に必要な情報を入手します。また、健康診断結果を有効に活用するためには、作業環境や作業条件の改善に結びつけられる衛生管理組織の整備を行います[2]。外部

医療機関へ委託する場合は、運用に関わる事業場側のニーズを健診機関に伝えます。

4 健康診断の対象者

　健康診断の受診対象者は、法令で定められた正規社員のほか、法令の範囲外である非正規社員についても対象に含めるかなど、人事労務など関係部署に確認しながら決めていきます（p.13 表2 参照）。

　また遠隔地への長期出張者や出向者などの受診についても社内で統一した基準をつくり、対象者に漏れがなく、健康管理が継続されるよう計画していく必要があります。

5 健康診断項目（追加項目）の確定

　事業者が実施しなければならない健康診断の種類や項目は法令で定められていますが、その他に事業場のニーズなどにより健康診断項目を追加する場合もありますので、産業医を中心に事業場内関係者や産業保健スタッフ間で検討します。その際は目的を明確にし、安全衛生委員会での審議などの定められた手順を経て、その事業場にとって適切な項目のみを実施すべきとの意見もあり、中長期的視点から、慎重に検討していく必要があります[1]。

　健康診断の項目に関して、産業看護職が携わることが多い業務に、健康診断調査票の項目の修正や追加があげられます。特殊健康診断や特定健診を実施するにあたり、必要な調査項目の変更が生じた場合など、法令や指針に基づき内容を調整する役割を担うこともあります。最近は、ストレスチェックを健康診断にあわせて実施する企業もあり、調査票に心の健康状態を把握するための質問項目が含まれることも多く、自社の方針を踏まえながら、生活習慣の改善や作業環境との適合性を図るよう、項目の調整を行っていく必要があります。

6 健康診断実施時期

　p.50にあるように、健康診断の実施時期は、一時期または年数回に分けて一括して実施する方法や、通年・毎月健康診断を実施する棚卸方法（誕生月健診など）が

あり、それぞれの事業場の特性にあわせて実施時期を検討していきます[3]。

　一括して実施する場合は、会社・組織の年間行事などにあわせ従業員が参加しやすい時期に調整をします。また日数が限られているため、受診者が特定の日に偏ることで、待ち時間が長くならないよう留意することが大切です。未受診者がいることを想定し、後日未受診者が受診できる日時をあらかじめ設定する必要があります。さらに、健康診断の事後措置の対応も一時期に集中するため、優先度を設定し段階的に対応していくなど、きめ細やかな配慮を心がけ、工夫をしていく必要があります。

　通年健康診断を実施する棚卸方法で職場単位で実施する場合は、組織の年間行事に対応できるほか、職場で一斉に受診するため、受診率も高くなります。その反面、年度内に組織を異動した従業員が未受診になるなどの側面もあり、職場や人事労務担当者との連携が必要になります。誕生月健診の場合、従業員も誕生月にあわせ受診行動をとりやすくなりますが、反面、職場単位の実施に比べると強制力がなく、受診率が下がる傾向があります。メリットとしては、毎年同じ時期に受診するため、時系列で結果が比較しやすく、保健指導でも誕生月に絡めて1年の目標が設定しやすくなります。通年実施の場合、結果が年度内で分散されるため、事後措置が計画的に実施できますが、産業看護職は慢性的に繁忙が続くことが多くなりますので、労働衛生教育など事後措置以外の活動も円滑に進むよう年間計画を立てて取り組む必要があります。

7　受診率の向上、未受診者対応

　健康診断受健率を向上させるためには、受診の連絡・呼び出し方法を入念に検討し、計画しておくことが重要です。また、健診機関の予約をとりやすいようにWebを使った予約システムを活用し受診環境を整えることも有効です。ただし、コストがかかるため、事前に関係者との検討が必要となります。急な業務や体調不良などで予定日に受診できないケースや、また従業員によっては何度もキャンセルを繰り返すケースも少なくないため、受診率100%を達成するには、受診者本人だけでなく職場の上司へ受診の連絡を行うなどの対策についても、事前に検討しておきます。

　企業によっては、経営トップが関与し、受診勧奨メッセージの発信や、月に1回ずつ事業場別の受診率を発表しポータルサイトに掲載し事業場同士の競争意識を高めるなど、人事側が主体となり健康診断の受診に取り組み、受診率の向上に効果を

上げている例もあります[4]。

8　健康診断結果の事後措置の方法

　健康診断後の事後措置対応の体制についても事前に整えておきます。とくに産業医の来室頻度が限られている場合は、医師などによる診断区分の決定や、意見聴取がスムーズに行えるよう調整する必要があります。さらに、健康診断の事後措置を外部健診機関に委託する場合は、保健指導の実施方法、情報連携などを確認して、従業員の健康の保持・増進につながるよう有効な方法を検討することが重要です。なお、特定保健指導を行う場合は、その管轄である健康保険組合の意見を踏まえ、健康診断の事後措置に組み込んでいきます。

　また、健康診断結果の返却に先立ち、産業医による判定区分に基づいて優先順位をつけ、適切な保健指導や経過観察ができるよう産業看護職の配置やスキル向上が図れるよう計画を立てます。判定が再検査や精密検査、要治療となった場合、スムーズに運用できるよう、事前に医療機関と連携を図るなど、体制を整備していきます。

9　健診機関の選定

　p.38にあるように外部健診機関や医療機関に健康診断を委託する場合は、事業場で提供されている産業保健サービスの質が低下しないよう、産業看護職が健診機関の選定のプロセスに積極的に関わることが必要です[1]。産業看護職は産業医と連携し、検査の精度管理、コスト、利便性、個人情報の取り扱いなどを考慮し決定します。健診機関を選定後も、産業看護職は外部健診機関担当者と連携し、事前の準備から実施、実施後の結果の受け取りまで継続してやりとりを行い、最終的に労働基準監督署の報告までもれなく対応ができるよう、調整していきます。健康診断の事後措置から社内の産業看護職が対応する場合は、事前の打ち合わせなどに積極的に関わり、健康診断から得られる従業員の健康情報を的確に把握できるよう運用を調整します。

10 健診機関との契約

　外部健診機関を用いる場合は、求めるサービス内容を明確にしたうえで、価格や個人情報保護の取り扱いについてもきちんと記載した契約を取り交わします。

11 健診機関との役割分担

　健康診断の実施の中で産業看護職がどこまで運用に関わるか、外部健診機関のスタッフとの役割を明確にしておきます。たとえば、外部健診機関は健康診断業務を実施する一方で、産業看護職は、健康診断の待ち時間を利用し会場で健康情報のビデオを投影したり、喫煙者に対し一酸化炭素測定などを実施し禁煙指導を行ったり、健康診断の最後に社内の産業看護職が全員の面談を実施し、血圧や体重が増えている従業員やメンタルヘルスに関連する問診項目のチェックが多い従業員などに対し、保健指導や健康相談を行うなどがあります。

12 健康診断の流れ

　1日の受診者数や健康診断の日程、時間割の確認や男女分けての運用、健康診断スタッフの人数など、従業員や実施者の負担軽減のため、健康診断に要する時間（待ち時間など）が少なくなるよう対処方法を検討していきます。

13 緊急連絡を要する項目の確認

　健康診断当日の血液検査や血圧、心電図検査などの所見で、就業上緊急対応を要する結果が出された場合、早期に健診機関から連絡を受けて対処する必要があります。健康診断時、緊急な対応を要する所見があるにもかかわらずそのまま就業続けることは、安全配慮義務上リスクとなります。緊急連絡を要する項目と値を、産業医に設定してもらい健診機関と共有し、必ず連絡をもらう体制整備が必要です。また、事業場が複数ある会社では、共通の指標を設定するなど、健診機関が異なって

も統一して事後措置対応ができるよう調整を図ることが望まれます。

14 健康診断後の対応

　健康診断結果の報告に要する日数や、健康診断結果の記載方法について外部健診機関と確認していきます。検査項目の基準値や判定は事業場の基準に基づいた表記が可能か、精密検査の勧奨や生活のアドバイスが従業員にとってわかりやすい表現になっているかなど、事後措置対応に有効に活用できるよう、双方で検討します。外部健診機関からの検査データの授受の方法や仕様についても確認が必要です。最近はCD-ROMやUSBなど電子データのやりとりが一般的です。外部健診機関からのデータの授受が行われた後は、診断結果に基づき事後処置対応の流れを確認していきます。これについては次項以降で記載していきます。

15 実施についての評価

　健康診断における評価には、大きく分けて2つあり、①次年度の健康診断運営を検討するために行うもの、②健康診断結果から得られた情報を分析し、健康施策に役立てるために実施するものがあります。

①事業者、管理監督者、従業員、労働組合、健康保険組合などのニーズへの対応評価など

②作業状況や作業環境の様子、従業員・事業場の健康動態の過去データの比較分析など（有所見率、肥満率、喫煙率、特定保健指導の階層化判定、生活習慣など）

　組織単位で過去データの比較分析を行う場合は対象者が入れ替わることも多く、単純な分析は行えません。組織の動きを把握したうえで分析を行っていきます。

【引用・参考文献】
1）藤野義久．"第2章 健康診断の企画"．健康診断ストラテジー．森晃爾監，森口次郎ほか編．神奈川，バイオコミュニケーションズ，2014，101-114．
2）河野啓子．"職場における健康診断と産業看護職の役割"．産業看護学．東京，日本看護協会出版会，2017，127-130．
3）河野啓子監，栗岡住子著．"健康診断の実施と事後措置"．産業看護マネジメント．東京，産業医学振興財団，2012，80-89．
4）本間肇，藤田敦子．健康診断業務の再構築に取り組み，2年連続受診率100％．JMAマネジメント．3(1)，2015，16-19．

4 健康診断の実施

東芝メモリ株式会社 四日市工場 総務部健康支援センター 参事・保健師 **髙﨑正子**

1 まずは健康診断実施目的の確認を

　健康診断の実施目的には、①継続的な健康状態の把握、②健康への影響因子の発見（生活習慣上の因子を含む）、③業務による健康影響の観察（作業関連疾患を含む）、④将来疾病に至る可能性の者、現在疾病に至っている者の早期発見とその事後措置、⑤職場適応の確認と適正配置への再検討、⑥健康保持増進のための健康測定と整合性を保った相互補完性、⑦労働衛生教育や一般教育へのフィードバック、⑧一次予防としての産業保健活動などがあります。

　上記目的を果たすためには、単に当日対応だけでなく、健康診断実施に向けての中長期的な計画と関係者間の調整や準備をどのように進めていくか、事前に十分検討したうえで実施していくことが望ましいでしょう。

2 所属事業場の健康診断の種類の把握

　職域における健康診断は、その実施のしかたや項目について、すべて労働衛生関連の法律や行政指導などのガイドラインによって規定されており、健康診断を担当する産業看護職は健康診断の法的側面をきちんと理解しておく必要があります。p.12「第1章2　健康診断の種類」で紹介されている中でも、所属する事業場によって実施が必要な健康診断の種類が異なるので、まずは実施範囲を確認しておき、従業員が必要な健康診断の項目を受けられるように準備しましょう。

　健康診断の種類はもちろんのこと、健康診断ごとに法律で定められた基本項目だけを実施するのか、それとも事業場として必要な健康診断項目を追加するのか、実施内容を決める必要があります。そのうえで、すべてを外部健診機関へ委託するの

か、それとも健康診断の一部を自社にて担うのか、実施に際しては予算に見合った委託範囲を明確に決めて、必ず委託契約を結びましょう。

　この外部健診機関への委託範囲がたいへん重要で、ここではA事業場の例をあげます。A事業場は従業員1,800人（交替勤務者1,000人を含む）、専属産業医1名、保健師2名、健康診断の実施に関する業務は、保健師が中心となり担当していました。健康診断の受診者スケジュールの作成や健康診断個人票の事前準備、そして当日の受付業務と未受診者フォローまでを入れると、全体業務量の半分以上を占めていた時期もありました。当日の受付業務を担当することによって、1年に1回は従業員全員と会えるチャンスとして活用していましたが、事後措置を全員面談に切り替えたことで、受付業務も含め上記すべてを外部健診機関へ委託することにしました。現在では受診スケジュール作成を外部健診機関へ委託したことで、健康診断事前配布セット前面への受診日時の印字も対応が可能となったため、従業員への個人通知も廃止しました。A事業場では保健師が健康診断の企画と実施全般を任されていたことで、費用面も含めてスムーズに委託が進みましたが、事業場によっては事務職が主担当者といった場もあり、そのときは企画の時期より参画させてもらえるよう積極的に働きかけてみましょう。

3　健康診断実施にあたっての配慮

　実際の健康診断では、「時間を十分にかけて健康診断の精度を上げる」といった健康管理上必要な側面と、「業務時間内のため、離席時間をできるだけ短くする」といった生産性低下防止といった側面があり、相矛盾する課題への取り組みが必要となります。さらに従業員の受診満足度（CSR）視点からも、ただ毎年実施するだけでなく、上記の目的を達成するための十分な準備や実際にはさまざまな場面での配慮が求められます。

　健康診断の精度を上げるため、時間をかけなければならない検査には時間をかけて、まとめて実施できる項目は実施場所を固めるなど、実施順序や実施場所の組み合わせによって時間を無駄なく活用することも視野に入れましょう。そのためには、どの項目にどの程度時間をかけているのか、受診者ごとの開始と終了時間、その間検査に要した時間などを調査することも、時間を有効活用するための基本情報

となります。1時間に何人実施できるか、受診内容によるグループ分けと時間配分について複数パターンで実施することで、待ち時間の削減にも応用が可能となります。とくに交替勤務のある職場の場合は、勤務開始時間や休憩時間への配慮はもちろんのこと、一度に同じ工程や班から一気にメンバーが抜けないようにすることも大切です。

　受診者にとって「業務が忙しい中、健康診断受診は毎回苦痛である」といった心理的ストレスとならないよう、時間のロスを少なくする工夫が必要であり、こうすることが問診や診察といった本来時間を必要とする場所での時間確保につながります。とくに絶食が必要な項目の受診や有機溶剤における採尿など、健康診断実施における時間的制約がある場合には、さらにその重要性は増すでしょう。円滑に健康診断が実施されるには、上記のような==実施側の工夫改善が必要ですが、受診者側へも事前に周知を行う==必要があります。安全衛生委員会などで、健康診断の全体スケジュールや留意事項〔配布物内にある帳票類の事前記入、健康診断受診に際しての注意事項、事前の受診時間の順守（業務調整も含めて）〕が、実施前に全員へ情報が伝わるよう働きかけましょう。終了後は安全衛生委員会への健康診断結果の報告はもちろんですが、毎年必ず外部健診機関も含めた反省会を行い、スムーズかつ正しい健康診断が行えるノウハウの蓄積を目指して、改善を重ねていきたいものです。

4　健康診断実施パターンの選択

　健康診断の精度を上げ、従業員の受診満足度を高めるためには、一般健康診断を基本として、法規で定められた項目以外に、事業場独自で追加した検査項目や法定外の健康診断がある場合、どのように組み合わせていくのか、業務繁忙期や連休、事後措置の時期も踏まえて計画を実施していきましょう。決められた受診期間に受診者全員が一斉に健康診断を受診する「一括集中方式」とするか、それとも誕生月や職場別などある一定の決められたルールに従って年間を通して順次受診する「年間棚卸方式」とするかは、従業員数や産業保健スタッフ数、施設の空き状況などさまざまな条件を踏まえて決めていきます。ただ交替勤務のある職場では、特定業務従事者健康診断として年に2回一般健康診断項目の実施（一部省略可）が必要とな

表1 A事業場健康診断スケジュール提示例

実施時期	内容	場所	対象者
5月21日（月）～6月13日（水）	健康診断（一般・特殊）	開発棟	定期健康診断：誕生月4～9月／男性 特殊健康診断：誕生月10～3月／男性／特定業務従事者
6月14日（木）～7月31日（火）		厚生棟	
7月4日（水）～7月20日（金）	健康診断（一般）	分工場	分工場勤務者　男性全員
8月3日（金）～9月28日（金）	健康診断（一般・特殊・婦人科）	厚生棟	女性全員
11月26日（月）～12月19日（水）	健康診断（一般・特殊）	開発棟	定期健康診断：誕生月10～3月　男性 特殊健康診断：誕生月4～9月／男性・女性／特定業務従事者
1月8日（火）2月22日（水）		厚生棟	
1月8日（火）～1月25日（金）	健康診断（一般）	分工場	分工場勤務者／特定業務従事者

りますので、いずれの方式を採用するとしても、半年に1回実施できる時期の設定が必要となるでしょう。

　A事業場では、一般健康診断を基本として、35歳以上に生活習慣病健康診断を加えています。事業場によっては生活習慣病健康診断だけをある一定時期に別枠として実施する事業場もありますが、同時に実施することで年間の離席回数を1回減らすことができます。つまり35歳以上の交代勤務者で特殊健康診断がある場合、3種類の健康診断を同時に受診することとなりますが、年3回実施する健康診断を2回へ減らしています。「一括集中方式」と「年間棚卸方式」を組み合わせることで、限られた産業保健スタッフ数でもタイムリーに事後措置が行えるスケジュールとしています（表1）。

5　健康診断実施に必要な場所の確保

　巡回健康診断の場合、健康診断会場の確保と設営が必要となります。健康診断車数と停車場所の確保、車止め、検査用の電源確保、プライバシーにも配慮した部屋の準備も必要となりますが、敷地内のレイアウト上、移動距離が短く、受診時間を入れても1時間以内に職場に戻れる場所での設置が望ましいでしょう。

会場設営では、周辺の騒音レベルが影響する聴力検査、個人情報保護の観点から問診・診察の実施場所、検査精度向上のため暗幕使用が必要なエコー検査などの実施場所についても配慮が必要となります。また、健康診断車から受診会場までの導線についても、段差や滑りやすい場所はないか、安全配慮面からも事前にルートを確認しておきましょう。

　巡回健診会場では、検査項目エリアごとにナンバリングすることが望ましく、手元のナンバーと場所を確認しながら移動ができることはもちろんのこと、それぞれ検査エリアの待合でも椅子にナンバリングするなど順番を明示し、==混雑時にほかの検査エリアへ誘導されても不公平感のない対応==をしていく必要があります。

6　健康診断受診当日の対応

　健康診断の受診にあたり、事前に混雑を緩和するための時間割付表を作成していても、受診者は必ずしも指定された時間に正確に受診できるとは限りません。一定時間に予定人数枠を超えて、受診者が受付に集中した場合も想定して、検査エリアでの集中回避のための実施順序パターンを複数用意しておくとよいでしょう。

　一方で、受診予定時間に受診者が受付に来ていない場合は、たとえば健康診断開始後1時間、1.5時間、2時間と一定時間で区切って、各時間帯に来場していない未受診者を把握し、職場へ連絡するといった一定のルール決めをしておくと、混雑の緩和だけでなく、未受診者を後日へ持ち越さない対応につながります。

7　待ち時間の有効活用

　健康診断の受診に際して毎年のこととはいえ、受診者はさまざまな不安を持つことが予想されます。たとえばわかりやすい例として、A事業場では若年層でも婦人科検診への補助があり、受診できる機会は提供されているものの、羞恥心から受診に抵抗感を感じる人も多いようでした。なぜ受診したくないのか、受診者の生の声をアンケート調査で収集し、健康診断を受診する前にその声に応えるかたちで目的とメリットを伝え（図1）、少しずつ受診率が向上しています。健康診断は検査の流れによって待ち時間が発生するので、それぞれのスポットを情報提供の場にす

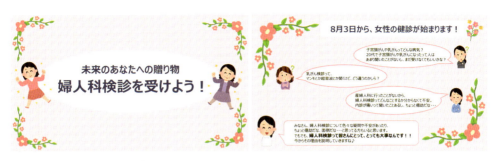

図1 女性健康診断受診率向上のための情報提供例

ることもよいと思われます。また健康教育の時間確保が難しい場合でも、従業員に提供したい情報を伝える場としても活用してもよいでしょう。A事業場では、単身者・単身赴任者が約半数を占める特色のある事業場のため、朝食欠食率が高いこともあり、食堂でのバランスメニュー摂取を推奨しています。その働きかけの一環として、野菜の摂取量と食堂で実際に置いているメニューを例示しました（図2）。

検査で待たされたという側面を、従業員が有効な健康情報を得られるリテラシーを高められる場といった印象へと変えていけるようにしたいものです。

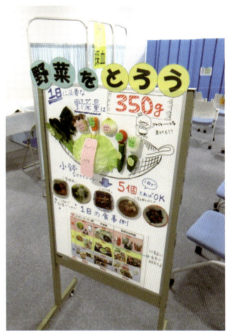

図2 食生活バランス向上プロジェクト情報提供例

【引用・参考文献】
1）土屋健三郎，大久保利晃監．"第5章 健康診断の実際"．健康診断ストラテジー．神奈川，バイオコミュニケーションズ，2005，128-158．
2）森晃爾監．"第3部1章 健康診断の準備と実施"．健康診断ストラテジー．神奈川，バイオコミュニケーションズ，2011，154-166．

Column ❷ 休職者、育休者は健康診断対象になる?

　職場における健康診断の目的は、「安全に健康に働くことができるかを確認する」「健康診断結果をもとに適正配置を検討する」ことにあります。その目的から考えると、休職者、育休者など長期休養している従業員は、必ず健康診断を実施しなければならない対象とはなりません。

　従業員リストで一律に健康診断実施の案内を出したところ、自宅療養している従業員が体調が悪いにもかかわらず無理をして健康診断会場に足を運び、健診機関から翌日緊急異常値の連絡が入ったという驚くような話を耳にすることがあります。一方、事務的にリストから外してしまうと、メンタルヘルス不調で自宅療養している従業員にとっては、「健康診断の時期のはずだが、自分のところには連絡が来なかった」「長く休んでいるから自分はもう必要ないということか」と疎外感を訴えるケースもあります。いずれにしても、イレギュラーな対応をとる場合はコミュニケーションを上手にとることが大切です。

　また、健康診断をほかの従業員と同じタイミングで実施しない場合には、復帰時に忘れずに実施しているでしょうか。出産を機に代謝異常症を発症した、貧血が続いている、長期の内服で肝障害を認めているなど、復職希望時点で体調が悪くなっていることもあります。復帰時にしっかりと体調確認をして、勤務再開に備えましょう。長期休養から復帰する場合は、何らかの精密検査が必要になればそれも済ませておく期間も見越して、健康診断を計画してみましょう。いざ、復帰前に健康診断を実施したら精密検査が必要な項目が見つかり、復帰後、業務調整をしながら受診をする例もあります。やむを得ないときもありますが、職場では「なんで療養中、時間がたっぷりあるときに病院に行かず、勤務を再開して短時間勤務するときに行くのか。業務負荷軽減のための短時間勤務というより、病院に行くための短時間勤務になっていないか」と周りからの意見をもらったこともあります。職場も休職者もよい関係でスタートを切れるよう、タイミングを見計らうとよいでしょう。

　なお、筆者が対応するメンタルヘルス不調のケースでは、従業員が健康診断実施機関を確認し予約を入れる、当日予約時間に受診する、結果を提出する、精算などの事務的な手続きをとる、など段取りをできるだけ本人にやってもらうよう、人事・労務担当者に伝えています。復帰に向けてのリハビリテーションになりますし、抜け漏れや勘違いなく一連の対応ができるか、これらの段取りを本人にやってもらうことで確認できることも多くあります。

（東川麻子）

これだけはおさえておきたい！検査所見

本章「3. おさえておきたい検査値」では基準値、リスク数値を記載しているものがあります。検査項目によっては種々の要因によりずれが生じることがあります。記載されている値はあくまで目安として参照してください。

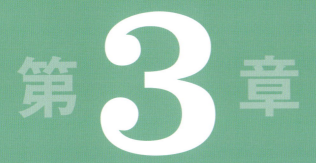

1 ひと目でわかる！検査値の特徴を覚えよう

血圧

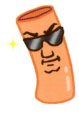

動脈硬化や心臓肥大をもたらし、多くの循環器病の原因になる
→詳しくは p.63

血清たんぱく

総たんぱく

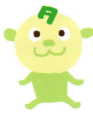

アルブミン

栄養状態や肝障害・腎障害の指標になる
→詳しくは p.66

肝機能

AST

肝臓や心臓、骨格筋の臓器・組織の障害で上昇する
→詳しくは p.70

ALT

肝障害の指標になる
→詳しくは p.72

γ-GTP

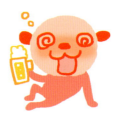

アルコールや薬物などの影響を受けやすい
→詳しくは p.74

血中脂質

総コレステロール

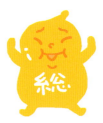

動脈硬化の危険因子となる
→詳しくは p.76

LDL-C

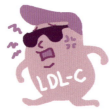

体中に脂肪酸やコレステロールを運搬し、過剰になると血管壁にたまる
→詳しくは p.76

HDL-C

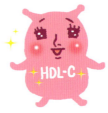

細胞の中の余ったコレステロールを肝臓に戻し、抗動脈硬化作用がある
→詳しくは p.76

トリグリセリド

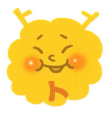

糖質やアルコールの過剰摂取などでも上昇し、動脈硬化の危険因子となる
→詳しくは p.76

血糖

HbA1c

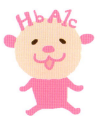

過去1カ月間の血糖のレベルを反映する
→詳しくは p.85

空腹時血糖

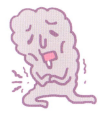

糖尿病や糖代謝異常の指標になる
→詳しくは p.85

血球検査

赤血球数

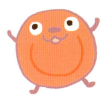

多血症や貧血の指標になる
→詳しくは p.90

血球検査

ヘモグロビン

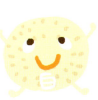

多血症や貧血の指標になる
→詳しくは p.92

白血球数

感染症や炎症性疾患、腫瘍などで高値になる
→詳しくは p.94

尿検査

尿糖

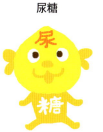

糖尿病のスクリーニングに有効である
→詳しくは p.96

尿検査

尿たんぱく

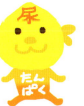

腎臓や尿管障害のスクリーニングとして有効である
→詳しくは p.98

尿アルブミン

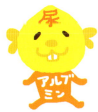

腎臓の糸球体障害の指標になる
→詳しくは p.100

心電図

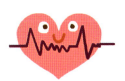

不整脈、虚血性心疾患、高血圧に伴う心臓の異常など心臓の状態がわかる
→詳しくは p.102

胸部X線

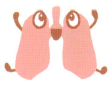

結核、肺炎、腫瘍などの早期発見に役立つ
→詳しくは p.105

（畑中純子）

2 検査値の見方

株式会社OHコンシェルジュ 代表取締役 **東川麻子**

　私たちが健康診断結果をもとに保健指導をする際、検査結果の正しい理解があって、初めて正しい指導が成立します。健康診断結果に記載されている数値が、単純に「高い」「低い」「基準値から外れている」というだけでなく、それにどのような意味があるのかを指導側が正しく理解することが必要でしょう。

　では、「基準値から外れている（所見ありの印がついている）」となったとき、あなたは面談者にその意味を正しく説明できるでしょうか。

1 うっかり「正常値」と言っていませんか

　1990年代までは、現在「基準値」と呼んでいる数値を「正常値」と呼んでいました。その範囲に入っていれば「正常」、そこから外れていれば「異常」とイメージしやすい言葉ですが、多くの検査結果を見てきたみなさんであれば、正常と異常の境界を明確に線引きすることはできないことをよくご存じでしょう。正常値という言葉は、「正常ではない」＝「異常」と誤解される可能性があるため、その後、正常値という言葉は使わず、「基準値」という呼び方に変わってきました。2000年以前から保健指導に携わっている人は、以前からの習慣が抜けきらず、今でもうっかり「正常値」と言っていないか、それを外れたら「異常」と決めつけていないか注意しましょう。

2 そもそも基準値とは

　では、そもそも「基準の範囲内」「基準値を超える」というのは、どういうことなのかあらためて確認してみましょう。基準値を正しく理解するためには、正常の定義として「個体内変動」と「個体間変動（個人差）」があることを知っておく必

要があります。

　検査の数値を読み取るためには、「正常な状態」を示す値を知りたいわけです。しかし、ある人の数値をもとに「正常な状態」を決めたとしても、それが別の人に当てはまるとは限りません。全く同じシチュエーションで測定したとしても、個人差が存在するため、結果が全く同じになることはほとんどないでしょう。ですから本来は、「Aさんにとっての正常値」「Bさんにとっての正常値」、と個人ごとに設定するのが理想的です。しかし、その人ごとにあらゆる状況下での数値を調べあげて正常値を設定するというのは不可能です。そこで「健常者を集めて、その人たちがとり得る数値の範囲」を決めて、個人の正常値を代用しています。この範囲を「基準範囲」といい、その上限と下限を「基準値」と呼んでいます。健常者の集団がとる数値ですが、正確には「健常者の95％を含む範囲」となります。たとえば、その検査数値が正規分布を示す場合には、図1のようなイメージになります。

　ここで注意すべきは、健常者であっても5％の人は基準値から外れることです。前述の「正常値」の感覚が残っているためか、基準値を外れる＝正常ではない＝異常と考えがちですが、そうとは限らないことをあらためて確認しておきましょう。

　そしてもう一点、重要なことは、明らかな疾病状態であっても、基準範囲内に入っている人がいることです。Aさんが、「Aさんにとっての正常値」よりは高い値を示したとしても、複数の人を参考に定めている「基準範囲」に含まれることもあり得ます。Aさんの数値を時系列で追っていけば数値の変化から察知することは可能ですが、初回の検査であれば、判断がつきません。幸い、職域では定期健康診断は年に1回ごとに実施し、時系列で数値の変動を見ることが可能です。この数

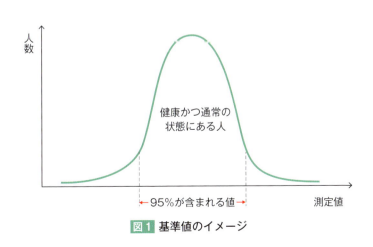

図1 基準値のイメージ

値の変化が「個体内変動」です。病気はもちろんのこと、時間や環境によって変化する場合が多く、数値が動いたからといって、すぐにそれが異常と判断できるわけではありません。しかし、基準値だけに頼るのではなく、個体内変動はないか、あればそれはどういう意味であるのか、を含めて判断するとより多くのことがわかります。このように、検査数値を見る場合は、ただ基準範囲に入っているかどうかを判断するだけでなく、数値の動きにも注目し、検査結果から多くを「読み取る」ように心がけましょう。

3 基準値のもとになる「健常者」とは

基準値の意味を説明する際に「健常者の集団」と説明しましたが、そもそも健常者とはどんな人を指しているのでしょうか。健常者と一言でいっても、解釈する人によりイメージは異なり、健常者、すなわち「健康である状態」も何らかの方法で定義しなければなりません。米国のCLSI（臨床・検査標準協会）では基準範囲が計算される集団について、表1 の要因を含めないように定めています。

4 カットオフ値、病態識別値とは

基準値は健常者の集団に当てはまるかを確認できますが、検査結果の利用目的の多くは疾病の診断や予後判定、予防など臨床的な判断となるため、基準値とは異なった定義が必要です。

そこで一部の検査では、基準値に加え「病態識別値」を設定しています。この値は、健康な人と疾病のある人を比較して決められた値で、この値からを病気としましょうと定義した診断基準のひとつです。

表1 除外要因（CLSI指針より）

・過度の飲酒	・最近の病気・手術
・血圧異常	・妊娠・授乳期間
・薬物（OTCを含む）	・過度の肥満
・経口避妊薬	・過度の喫煙
・過度の絶食・摂食	・最近の輸血
・遺伝因子	・特殊な環境・職業

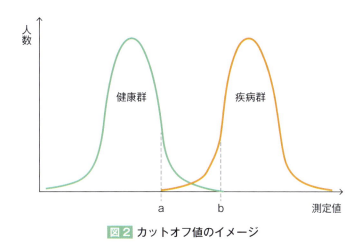

図2 カットオフ値のイメージ

　疾病があるかどうかの判別を目的とし、カットオフ値の考えで決められます。図2の通り、健康と疾病ははっきりと2つの群には分かれません。健康でも数値が高い人もいれば、疾病があっても数値が低い人もいて、一部、重なり合う部分があります。この重なり合った部分のどこをカットオフ値とするかは、状況により異なります。図2のa点寄りに設定するかb点寄りに設定するかで、検査の性格が変わってきます。スクリーニング検査に用いる場合はカットオフ値をa点寄りに、より厳密に病気を診断する検査に用いる場合はb点寄りに設定する傾向があります。これを踏まえ、専門家の集団（学会）が定めた基準が「病態識別値」です。たとえば、日本糖尿病学会が「糖尿病の判定には早朝空腹時血糖値126 mg/dL以上を用いる」という診断基準がこれにあたります。

　多くの検査項目に病態識別値を設定できれば明確でわかりやすいのですが、残念ながら、すべての検査項目に設定することはできません。たとえば、AST（GOT）が上昇する疾患はいくつもあり、疾患を特定することができないため、病態識別値を設けることはできません。むしろ、病態識別値を設けることができる項目はごくわずかです。

5　基準値を外れたら考えること

　基準値を考えていくと、そもそも正常とは何なのか、基準値を外れたらどういうことなのか、いつも当たり前だと思っていることが、とても曖昧で正常の定義が難

しいことがわかってきたのではないでしょうか。

　最後に検査数値を読み取るにあたって、いくつか整理をしておきましょう。

　基準値は超えているが、病態識別値には当てはまらない、という場合は、その解釈、そしてそれを踏まえた保健指導は慎重に行う必要がありますので、各検査項目の章で理解を深めるようにしましょう。

　検査結果で異常値（基準を外れた値）を確認したら、すぐに「異常」と考えず、次の可能性を検討してください。

①個人差：その人にとっての正常値が、たまたま基準範囲外だった。

②病気ではないが、検査に影響を及ぼす状況下で検査を実施した（運動後、食後など）

③検査精度の問題：健診機関から提供される数値は正しくて当然なのですが、完璧ではありません。検体の保管状況、試薬の問題、測定誤差、システム上のエラーなどトラブルが起こる可能性もあります。集団でチェックしたときに、あまりに基準値を外れる人が多い、個体内変動の範囲を著しく超える数値の変動があった場合などは、その人の生活習慣の変化に原因を探したくなりますが、検査の精度に問題がなかったかも検討しましょう。なお、個人の結果を時系列でみること（個体内変動）が大切であると前述しましたが、検査機関ごとに測定方法や試薬の違いがあり、必ず比較できるとは限りません。施設間格差があることも知っておきましょう。

　これらの点に十分に注意し、いずれにも該当しない場合に、初めて「疾病による影響」（本当の意味での「異常値」）と考えることができます。

【引用・参考文献】
1）金井正光監．"1. 臨床検査総論"．臨床検査法提要 改訂第34版．東京，金原出版，2015, 1-60.
2）本田孝行編著．"Ⅱ. 検査を読むときにしておいたほうがよいこと"．ワンランク上の検査値の読み方・考え方．東京，総合医学社，2014, 7-11.

3 おさえておきたい検査値

1 血圧

基準値とリスク数値

日本高血圧学会の高血圧治療ガイドライン（JSH2019）より、高血圧の判定基準はⅠ度高血圧では140/90 mmHg以上、Ⅱ度高血圧では160/100 mmHg以上、Ⅲ度高血圧では180/110 mmHg以上と定義されています。また、とくに130〜139/80〜89 mmHgは高血圧に分類されませんが、リスクは上昇するため、従来の「正常高値血圧」から「高値血圧」へと変更されています。通常、健康診断における高血圧基準値は140/90 mmHg以上ですが、特定健診・特定保健指導の診断基準に関しては135/85 mmHg以上としているので注意を要します。

【考えられる疾患】

　高血圧の原因として、本態性高血圧と症候性高血圧があります。原因が特定されるのは、頻度5％程度の症候性高血圧です。Ⅲ度に近い高血圧が継続するケースで、腎性高血圧や内分泌性高血圧が発見されることがあります。疑われる場合は専門医院を紹介することが肝要です。

　一方、高血圧により発症する疾患には、①高血圧脳症、②脳心血管疾患（脳梗塞、脳出血、くも膜下出血、狭心症、心筋梗塞、大動脈解離、閉塞性動脈硬化症など）、③高血圧性心臓病、④慢性腎臓病（CKD）があります。高血圧が中長期に関与するものでは脳心血管疾患が有名ですが、とくに重症の高血圧と脳出血・くも膜下出血発症の因果関係は強いといわれています。また、高血圧を放置していると、心筋の求心性肥大（心内腔方向への心筋肥大）を招き、定期健康診断で心電図上の左室高電位や胸部X線での心陰影拡大を指摘されることもあります。さらに、昨今増加しているCKDの主因のひとつとなっています。性年齢、血清クレアチニン値から求められる腎機能指標である推定糸球体濾過量（eGFR）を算定することをお勧めします。

【検査値と併せたアセスメント方法】

　労災案件において、高血圧は、的確に対処をしていたかが問題視される検査項目なので、注意が必要です。JSH2019 では、脳心血管イベント抑制のために、高血圧の治療目標は 130/80 mmHg 未満を推奨しています。特に脳心血管疾患、抗血栓薬服用、糖尿病や尿たんぱく陽性の CKD を合併する場合は厳重に降圧治療につなげ、目標値未満にコントロールすることが必要です。それ以外の職域従業員には少なくとも 140/90 mmHg 以上では生活習慣改善を試みるとともに内服治療を勧めることになります。しかし、定期健康診断の結果だけで治療につなぐことが難しいこともあり、実際にはⅡ度高血圧である 160/100 mmHg 前後で内服治療に誘導している企業が多いと思われます。血圧値は日内変動も大きく、さらに定期健康診断は断面調査であるので、1 回の結果だけでは従業員が納得しないことも多く、家庭血圧測定も追加し、健康管理室と共有することも考慮されます。高血圧の診断や治療において家庭血圧が重要な役割を果たしており、JSH2019 による血圧値分類に診療室血圧に加えて、家庭血圧が追加されています。早朝の家庭血圧が高い場合は morning surge といって、脳心血管疾患発症の高リスクになるので注意が必要です。一部に夜間高血圧（non-dipper 型や riser 型）の可能性もあり、医療機関を紹介し、24 時間自由行動下血圧（ABPM）検査や睡眠時無呼吸症候群を除外する検査も考慮されます。

　以上は主に血圧単項目について言及しましたが、肥満、高血圧、糖尿病、脂質異常症、喫煙などのマルチプル・リスクファクターを有する場合、それぞれ単項目では要経過観察レベルでも、重複すると脳心血管疾患を発症するリスクが数倍高くなるといわれています。対象者には労災二次健康診断の利用を促すことも重要です（p.134「Column ④」参照）。さらにヘルスリテラシー向上のため、マルチリスクを評価するソフト（NIPPON DATA や吹田スコアなど）も一般公開されているので併用も考慮してください。

　また、深夜交替制勤務は高血圧や心疾患発症のリスクを上昇させると報告されています。概日リズムに逆らって深夜に働くので、日中に十分な時間と質の睡眠を確保できず睡眠負債に陥ることが多いと考えられており、睡眠教育や規則正しい食事の摂取などについて、配置前のアセスメントと指導が必要です。また、これ以外にも暑熱・寒冷、重筋、高所などの特別な作業に就く場合も注意が必要です。

【対象者への説明のしかた】

　高血圧はサイレント・キラーといわれているように無症状のことがほとんどですので、動機づけがきわめて重要です。高血圧を放置していると、動脈硬化が進行し、動脈の可塑性も減少し、動脈の狭窄を悪化させます。行き着くところが脳心血管疾患や腎不全（腎硬化症）などです。このことを図や写真を用いて丁寧にわかりやすく説明し、病態や自分の置かれた状況を理解してもらうことが重要です。

【対応方法】

定期健康診断時に180/110 mmHg以上のIII度高血圧のときは、高血圧脳症などを合併していることもあり、パニック値として緊急に対処することが望ましく、速やかに治療へつなぐ必要があります。

無症状の高血圧では、生活習慣を改善し内服を継続してもらうことが難しいこともあります。内服治療が必要なケースでも、「白衣高血圧だ」「自宅では正常だ」と言って、自分は大丈夫と主張される対象者も少なからずいます。しかし、白衣高血圧や仮面高血圧も正常群より重篤疾患発症リスクが高いことがわかっています。言い訳で回避されないような対応をする必要があります（表1）。

表1 対応方法の例

1)	エビデンスを示し、誠意を持って何度も説明	高血圧のメカニズムやリスクについて、十分に説明できるようにする。
2)	自分に重ねる誘導法	「自分なら内服開始します」「私の家族なら絶対に病院へ行かせます」と自分に重ねる説得法が有効。
3)	琴線に触れる決め言葉	「生命保険では脳出血を防いでくれません。内服が生命保険以上の保険です。寝たきりになると家族に多大な負担をかけますよ」と琴線に触れる方法。
4)	都市伝説打破	「薬を服用すると一生やめられないのが嫌です」という言葉には、「結果的に内服を継続する方も多いですが、一念発起の生活改善で内服を離脱できた方も多いです。ただし、数値次第で少しずつ内服薬を減量することが原則です。主治医の指示に従うことが重要です」と説得する。
5)	家庭血圧の導入	血圧手帳を渡し家庭血圧測定を一月程度測定してもらい、健康管理室と情報共有するようにする。朝と夜の2回測定を原則とするとよい。家庭血圧の評価基準は135/85 mmHgと診療室血圧の基準値より低いので注意。
6)	内服を約束する（猶予期間）	家庭血圧測定や定期的な健康管理室での血圧測定を導入しても、従業員本人と約束をしていないと治療などにつなぐことができない。たとえば、「1カ月血圧を見ても目標血圧を下回らない場合は内服しましょう」とあらかじめ約束しておくことも重要。

（伊藤正人）

【引用・参考文献】
1）日本高血圧学会治療ガイドライン作成委員会. "第2章 血圧測定と臨床評価〜7章 他疾患を合併する高血圧". 高血圧治療ガイドライン（JSH2019）. 東京, 日本高血圧学会, 2019.

2 血清たんぱく

❶総たんぱく

*日本人間ドック学会の基準値を参考（2019年4月現在）

基準値*	要注意	リスク数値*
6.5〜7.9 g/dL	6.2〜6.4 g/dL および 8.0〜8.3 g/dL	6.1 g/dL 以下 および 8.4 g/dL 以上

総たんぱくは、血液中に含まれるたんぱくの総称です。食事により摂取されたたんぱく質は、消化管でアミノ酸に分解され、小腸で吸収されます。吸収されたアミノ酸は血流にのって門脈を経由して肝臓に運ばれ、主に人体の栄養や血液中の浸透圧に重要な役割を果たすアルブミンと、免疫機能に関連するグロブリンというたんぱくに再合成されて、再び血液中に放出されます。

【考えられる疾患】

血清中の総たんぱくが低値を示す場合、主に以下の4つの原因が考えられます。
①たんぱく質の摂取障害：食事によるたんぱく質の摂取が低下している場合や消化管の問題などにより、たんぱく質の消化吸収障害が存在している可能性があります。
②たんぱくの合成障害：肝臓でたんぱくが合成されにくくなっている場合です。疾患としては肝硬変、劇症肝炎、肝臓がんなどによる肝機能障害が考えられます。
③たんぱくの異化亢進：悪性腫瘍、手術、外傷、熱傷などで炎症があり、侵襲に対する異化亢進が起こっている場合で、炎症反応の指標であるCRPも上昇することが多いです。
④たんぱくの喪失：腎機能障害（ネフローゼ症候群など）による尿中へのたんぱく漏出、消化管に問題があるたんぱく漏出性胃腸症によるたんぱく漏出が考えられます。
　反対に数値が高くなる場合、グロブリンが増加していれば、感染症などの炎症性疾患による血清総たんぱくの増加が疑われます。考えられる疾患としては、慢性肝炎、肝硬変、膠原病、多発性骨髄腫、慢性炎症性疾患などです。アルブミンが増加していれば主に脱水症が考えられますが、循環血液量が減少しているので見かけ上の総たんぱく上昇となります。

【検査値と併せたアセスメント方法】

　健康な人は総たんぱくの値が基準値内に収まります。しかし食生活の問題やアルコールの過剰摂取などでたんぱく質が十分摂取できない、消化器の異常によりたんぱくの吸収に問題がある、あるいは肝臓までたんぱく質がうまく運べない、腎臓の異常で尿にたんぱくが過剰に排出されてしまうといった場合に血清総たんぱくの数値は低下します。

　まず問診で食事をきちんと取っているか、アルコールの多量摂取はないか、むくみ・疼痛などの自覚症状はないかなどをチェックします。

　たんぱく質を十分取っているにもかかわらず、血清総たんぱくが低値の場合には肝臓疾患（肝炎、肝硬変、肝臓がんなど）や腎疾患（ネフローゼ症候群など）を疑い、ほかの血液検査、尿検査、腹部エコー検査、腹部CT検査などを行って、総合的に診断します。

　反対に総たんぱく値が高く、疼痛や発熱などの自覚症状がある場合は悪性疾患や炎症性疾患の存在を疑い、ほかの血液検査や腹部エコー検査、腹部CT検査などによる精密検査を進めていきます。

【対象者への説明のしかた】

　血清総たんぱく値の低下は、栄養状態の悪化や免疫機能の低下を意味していることを対象者に伝えます。また、血清総たんぱく値の異常は食生活の乱れなどから起こる場合と、疾患から起こる場合があることを説明します。食生活が乱れている場合は栄養指導を受け、適切な食習慣を心がけるようにアドバイスします。

【対応方法】

　血清総たんぱく値の異常がたんぱく質の摂取不足の場合は、正しい食生活の指導をします。アルコールの多量摂取などにより食事を十分に取れていない場合は、アルコール制限の指導をします。また、メンタルヘルスに問題がある場合も食生活が乱れたり、アルコール依存に陥ったりすることがあるので、職域では精神状態のチェックも重要です。

　血清総たんぱく値の異常が疾患によるものであると疑われる場合は、専門医受診を勧め、原因の特定をします。

❷アルブミン

*日本人間ドック学会の基準値を参考（2019年4月現在）

基準値*	要注意	リスク数値*
3.9 g/dL 以上	3.7〜3.8 g/dL	3.6 g/dL 以下

血清中の総たんぱくは、主にアルブミンとグロブリンの2種類に分けられます。アルブミンは血清総たんぱくの約67％を占め、主に肝臓でアミノ酸から合成されます。栄養に関連する最も重要なたんぱくのひとつで、アミノ酸や脂肪酸などの運搬の役割を果たします。その他に、血液の膠質浸透圧（血管内に水分をとどめておく働き）のバランス維持にも重要な役割を果たしています。例えば、血液中のアルブミンが低下すると、膠質浸透圧が低下し、細胞間質（細胞間の隙間）へ水分が移行してしまうので、細胞間質に水がたまって、浮腫（むくみ）というような症状を引き起こします。

【考えられる疾患】

　アルブミンが異常な高値を示す場合、いちばん考えられるのは脱水症です。脱水による循環血液量の減少により、見かけ上の高値を示します。この場合、BUN（尿素窒素）やNa、Clなどの電解質も高値を示すことが多く、脱水症状（口渇、頭痛、全身倦怠感など）の有無も確認して総合的に判断します。

　反対にアルブミンの値が低下している場合、アルブミンの合成に必要な血清総たんぱくの低下する原因（p.66「①総たんぱく」参照）のほかに、アルブミンの再合成障害の可能性があります。すなわち、食事によって体内に取り込まれたたんぱく質はアミノ酸に分解された後に肝臓で再合成されアルブミンとなるため、肝臓に障害がある場合（肝硬変、劇症肝炎、肝臓がんなど）にアルブミンの再合成が低下し、血清アルブミン値の低下が起こります。

【検査値と併せたアセスメント方法】

　健康な人は血清アルブミン値が基準値に維持されます。しかしアルブミンのもとになるたんぱく質が十分摂取できていない（低栄養状態）、肝臓に異常があり、アルブミンの合成が低下している（慢性肝炎、肝硬変など）、消化器に異常があり肝臓までたんぱく質がうまく運べない（たんぱく漏出性胃腸症）、腎臓の異常（糖尿病性腎臓病、糸球体腎炎、高血圧性腎障害など）で尿にアルブミンが過剰に排出されてしまう、といった場合に血清アルブミンの数値は低下します。

　リスク数値を見た場合、丁寧な聞き取りを行うことが肝要です。食事をきちんと取れているか、アルコールの多量摂取はないか、むくみ・疼痛などの症状はないかなどをチェックします。

　この段階で、アルブミンのもととなるたんぱく質の摂取が十分でない（低栄養状態）とわかった場合は、食事の見直し、節酒あるいは禁酒の指導を行います。たんぱく質を十分取っているにもかかわらず、血清アルブミンが低値の場合には肝臓疾患（慢性肝炎、肝硬変など）、腎疾患（ネフローゼ症候群など）、膠原病などを疑い、ほかの血液検査、尿検査、腹部エコー検査、腹部CT検査などを行い、その結果をもとに総合的に診断します。

【対象者への説明のしかた】

　血清アルブミン値の異常は、栄養状態の悪化（低栄養状態）や膠質浸透圧のアンバランスにより、むくみなどが起こることを説明し、アルブミン値の異常が起こる原因を調べ、改善のための取り組みを勧奨します。

　原因が肝硬変の場合はアルコールの摂取を中止し、加療が必要であることを説明します。もし、むくみが出ていれば利尿剤やアルブミン製剤の投与による対症療法を行うこともあると説明します。

【対応方法】

　血清アルブミン値の異常が食事によるたんぱく質の摂取不足の場合、正しい食生活の指導をします。アルコールの多量摂取により食事を十分に取れていない場合は、禁酒または節酒の指導をします。また、メンタルヘルスに問題がある場合も食生活が乱れたり、アルコール依存に陥ったりすることがあるので、職域では精神状態のチェックも重要です。

　血清アルブミン値の異常が肝疾患や腎疾患によるものであると疑われる場合は、専門医の受診を勧め、アルブミン値異常の原因の特定をします。

（小杉由起）

③ 肝機能

❶ AST (GOT)

基準値	要注意	リスク数値
30 U/L 以下	36～50 U/L	51 U/L 以上

ASTは体内の細胞でつくられ、肝臓だけではなく、心筋や骨格筋、赤血球などの細胞にも存在するトランスアミナーゼと呼ばれる血清酵素の一種です。体内でのアミノ酸代謝やエネルギー代謝の過程で重要な役割を果たします。

【考えられる疾患】

ASTが高値の場合、肝臓疾患（急性肝炎、慢性肝炎、肝硬変、脂肪肝、肝臓がんなど）のほかに心臓疾患（心筋梗塞など）、骨格筋疾患（筋ジストロフィー、多発性筋炎など）、溶血性貧血などの疾患が考えられます。また、職域においては有害物質（有機溶剤や特定化学物質など）による中毒や障害の可能性も考慮に入れる必要があります。

肝機能とは

肝臓は人体で最も大きな臓器であり、主に以下のような3つの働きがあります。
①食事で摂取した糖やたんぱく質、コレステロールなどの脂質を代謝・貯蔵し、エネルギーとして体内に供給します。
②薬やアルコールなどの有害物質の解毒に重要な役割を果たします。
③脂肪の消化・吸収を助け、肝臓でできた老廃物を十二指腸へ流す胆汁を生成します。

肝機能の異常を調べるには血液検査が有用で、とくにAST（アスパラギン酸アミノトランスフェラーゼ）、ALT（アラニンアミノトランスフェラーゼ）、γ-GTP（ガンマグルタミルトランスペプチダーゼ）などの酵素が一般的によく用いられています。

肝臓には、肝細胞や胆管細胞に接するように血液の通り道があり、それぞれの細胞が血液の通り道に接しているため、肝細胞や胆管細胞に問題が起こると、細胞内の物質が血液中に漏れ出します。そのため、これらの酵素は逸脱酵素とも呼ばれ、これらの肝臓から漏れ出た酵素の種類と量（検査値）をはかることで肝機能を検査することができます。

【検査値と併せたアセスメント方法】

　AST、ALTがともに高値を示す場合は肝機能障害が疑われますが、肝細胞以外にも存在するASTが優位に高値を示す場合は心筋梗塞、心筋症、溶血性貧血、骨格筋の疾患など肝臓以外の病気の存在も疑われます。したがってASTの数値が高い場合は、ALTやγ-GTP、T-bil（総ビリルビン）、ALP（アルカリホスファターゼ）など、ほかの血液検査データも考慮して判断しなければなりません。

　またASTの血中半減期（寿命のようなもの）は約17時間で、ALTの約47時間より短いため、病変の進行が早い病気の場合には、ALTに比べASTが優位に上昇します。たとえば、肝臓の細胞が急激に破壊される急性肝炎などではASTが優位に上昇してきます。しかし肝硬変や肝細胞がんでは急性肝炎のような急激な肝細胞破壊はありませんが、ASTが優位に高値となる傾向があります。これは肝硬変や肝細胞がんにより、正常な肝細胞が減少し、主に肝細胞に存在するALTが減少しているためです。

　上記のような疾患のほかに、ASTはマラソンや剣道などの激しい運動により、骨格筋細胞から逸脱して高値となることがあります。また、採血時に溶血すると赤血球細胞より逸脱し、高値を示すこともあります。

　有害物質を使用している対象者の場合は、有害物質による中毒や障害の可能性がないか確認をする必要があります。

【対象者への説明のしかた】

　ASTの異常は肝臓の異常のほかに、心臓、骨格筋などの異常でも起こる可能性があることを説明します。問診により、肝臓の異常が疑われる場合は、原因がアルコール肥満によるものなのか、肝炎ウイルスによるものなのか、薬剤などによるものなのかを明らかにする必要があることを説明します。また、職域では有害物質が原因でASTの異常が認められることがあることも説明します。

【対応方法】

　ASTが異常値である場合は腹部エコー検査や腹部CT検査などの精密検査を進めると同時に、飲酒習慣や運動習慣、職歴、現作業内容などの問診を行います。精密検査の結果と問診結果を総合的に判断し、治療が必要な場合は加療を開始し、原因の究明をします。個人の生活習慣に起因するものであれば、保健指導を行い、業務関連のものであれば、作業手順や作業環境の確認と改善を行います。

❷ ALT（GPT）

基準値	要注意	リスク数値
30 U/L 以下	41～50 U/L	51 U/L 以上

ALT は AST と同様にトランスアミナーゼと呼ばれる血清酵素のひとつであり、そのほとんどが肝臓に存在し、アミノ酸の生成やエネルギー代謝において重要な役割を担っています。肝臓が障害を受けると肝細胞から逸脱するので逸脱酵素と呼ばれ、肝障害の指標として用いられている数値です。

【考えられる疾患】

ALT は肝臓の細胞にいちばん多く含まれているので、ALT で異常が認められた場合は、まず肝臓に異常があると考えられます。基準値より高い場合は、急性肝炎、慢性肝炎、アルコール性肝炎、薬剤性肝障害、肝硬変、脂肪肝、肝臓がんなどが疑われます。AST と同様に職域においては有害物質（有機溶剤や特定化学物質など）による中毒や障害によって肝機能異常となり、ALT が高値となることがあります。

【検査値と併せたアセスメント方法】

前述のように ALT と AST がともに上昇する場合、あるいは ALT が単独で上昇する場合はほぼ肝機能障害が疑われますが、AST や T-bil（総ビリルビン）、ALP（アルカリフォスファターゼ）など、ほかの検査データも考慮して判断します。

ALT の血中半減期（寿命のようなもの）は約 47 時間で AST の約 17 時間より長いため、病状がゆっくり進行する慢性肝炎、肥満やアルコールの多量摂取による脂肪肝で、ALT が AST よりも優位に上昇します。急性肝炎の極期でも半減期の長い ALT が AST よりも高値となります。

肝炎は主にウイルス性肝炎、薬剤性肝障害、アルコール性肝炎、自己免疫性肝炎、非アルコール性脂肪性肝炎（NASH）などがあり、各検査データや問診などによって肝炎の原因を特定します。

職域においては、有害物質を使用している対象者の場合、有害物質による中毒や障害による可能性がないか確認します。また肝炎流行地への海外出張者に肝機能異常がみられた場合は、ウイルス性肝炎の可能性も念頭に置く必要があります。

【対象者への説明のしかた】

　ALT が異常値の場合、まず肝臓に問題があることがほとんどであることを伝え、飲酒習慣や食習慣を含めた生活習慣、服薬歴、海外渡航歴の聞き取りを行います。生活習慣の乱れによる脂肪肝や非アルコール性脂肪性肝疾患（NAFLD）などの場合は、生活習慣の改善や減量により ALT の改善が期待できることを説明します。食べ過ぎや運動不足がある場合、脂肪肝による肝機能異常がみられることがあり、生活習慣の改善が必要であることを説明します。また不適切な飲酒習慣によるアルコール性肝機能障害の場合は、節酒や禁酒によって ALT の改善が期待できることを説明します。ウイルス性肝炎が疑われる場合は、精密検査を行い、治療の必要がある可能性があることも説明します。

　職域においては有害物質による中毒や障害によっても ALT が高値になる可能性があることを説明します。

【対応方法】

　ALT が異常値である場合は医療機関を受診し、腹部エコー検査や腹部 CT 検査などの精密検査を進めるように勧奨します。同時に、飲酒習慣などの生活習慣、服薬歴、海外渡航歴、職歴、現作業内容や作業環境などの聞き取りを行います。

　肥満が原因の脂肪肝や NASH・NAFLD がある場合は保健指導を行い、生活習慣の改善により減量することを勧めます。飲酒に問題がある場合は、適正飲酒や禁酒を勧めます。常用薬がある場合は薬剤性肝障害の可能性もあるので、主治医と相談をするように勧めます。市販薬やサプリメントの服用でも肝機能障害を起こすことがあり、聞き取りを丁寧に行うことが必要です。

　精密検査の結果と問診や聞き取りの結果を総合的に判断し、ALT 異常の原因究明をします。治療が必要な場合は、加療を開始します。ALT の異常がアルコール性肝炎や脂肪肝などの個人の生活習慣に起因するものであれば、保健指導を行い生活習慣の改善を勧めます。職域において、作業に関連した ALT の異常が疑われる場合は、作業内容や作業手順、有害物質の使用状況、作業環境の確認と改善を行います。

❸ γ-GTP

基準値	要注意	リスク数値
50 U/L 以下	81〜100 U/L	101 U/L 以上

γ-GTP は、肝臓、腎臓、膵臓などの細胞に存在する酵素です。肝細胞や胆管細胞が破壊されると細胞外に漏れ出てくることから、ALT や AST と同様に逸脱酵素といわれています。主に肝臓の重要な働きのひとつである解毒作用に重要な役割を果たしています。すなわち、γ-GTP の数値が上昇すると、肝細胞や胆管細胞が障害を受けていることを意味するので、肝胆道系酵素とも呼ばれます。γ-GTP 自体が身体に悪影響を及ぼすことはありません。

【考えられる疾患】

γ-GTP が高くなる疾患として代表的なものはアルコール性肝障害です。γ-GTP はアルコールの影響を非常に受けやすいからです。その他に、肝臓の細胞が破壊される肝炎（急性肝炎、慢性肝炎など）、薬剤性肝障害（てんかん治療薬、ステロイド、向精神薬など）、肝臓に脂肪が蓄積する脂肪肝や非アルコール性脂肪性肝炎（NASH）・非アルコール性脂肪性肝疾患（NAFLD）、肝硬変、肝臓がん、膵臓がんなどが考えられます。また、胆石や胆道がんなどで胆汁の通り道である胆道が詰まった場合にも高くなります。

職域では有害物質（有機溶剤や特定化学物質など）による肝臓や胆道の障害の可能性も念頭に置いておかなければなりません。

【検査値と併せたアセスメント方法】

γ-GTP が 50〜200U/L 程度の軽度〜中等度の上昇ならアルコール性肝障害、薬物性肝障害、慢性肝炎、脂肪肝などでよくみられます。肝硬変や肝がんである可能性もあります。

200〜500 U/L 程度の高度上昇はアルコール性肝障害、慢性肝炎はもちろん、閉塞性黄疸や肝内胆汁うっ滞で多くみられます。

500 U/L 以上の上昇の場合は急性アルコール性肝炎、閉塞性黄疸、肝内胆汁うっ滞などで認められます。γ-GTP はアルコールに敏感に反応するので AST や ALT などのほかの肝機能検査で異常がなく、γ-GTP のみが高値の場合はアルコールが原因であることがほとんどです。

【対象者への説明のしかた】

対象者への聞き取りで飲酒習慣があるとわかった人には、まずγ-GTPはアルコールの影響を非常に受けやすいことを伝えます。肝臓は「沈黙の臓器」といわれるように、自覚症状がなくても病状は着々と進行している可能性があることを説明します。飲酒によるγ-GTP高値の場合には節酒または禁酒によりγ-GTPは低下することを伝えれば、適正飲酒のきっかけとなる可能性もあります。

またアルコールは飲まないのにγ-GTPが高い場合は肥満や運動不足、過食、動物性脂肪の過剰摂取など、アルコール以外の生活習慣に起因する場合があることを説明します。

職域においては有害物質による肝機能障害や悪性腫瘍の可能性もあることを説明します。

【対応方法】

γ-GTPが異常値である場合は腹部エコー検査や腹部CT検査などの精密検査を進めると同時に、飲酒習慣、職歴、現作業内容などの問診を行います。精密検査の結果と問診結果を総合的に判断し、原因の究明をします。治療が必要な場合は、加療を開始します。

γ-GTPの上昇が飲酒習慣に起因するものであれば、保健指導を行い、節酒あるいは禁酒を勧めます。アルコール以外の生活習慣に起因するものであれば、保健指導を行います。業務関連のものであれば、作業内容や作業手順、使用有害物質、作業環境の確認と改善を行います。

（小杉由起）

【引用・参考文献】
1）Okanoue T, Mizuno M. Liver function tests and liver injury-focusing on AST/ALT and PLT count. 総合健診. 142(2), 2015, 307-312.
2）櫻林郁之介, 熊坂一成監. 最新臨床検査項目辞典. 東京, 医歯薬出版, 2008.

4 血中脂質

❶総コレステロール ❷ LDL-C ❸ HDL-C ❹トリグリセリド

【基準値とリスク数値】

動脈硬化性疾患予防ガイドライン 2017

　疾患予防の観点から、脂質異常症を単独でとらえるのではなく、血圧、糖代謝、喫煙などの複合的な因子を総合的に考えるというのが最近の動向です。日本内科学会を中心として 11 学会が「脳心血管病予防に関する包括的管理チャート」を作成しています。これは NIPPON DATA 80 による 10 年間の脳血管疾患および心血管疾患の死亡確率（絶対リスク）に基づき作成されました。また、日本動脈硬化学会は吹田スコアをもとに、「動脈硬化性疾患予防ガイドライン 2017」を作成しました。吹田スコアは、脳血管疾患を含まない冠動脈疾患（心筋梗塞、冠動脈インターベンション、冠動脈バイパス、心突然死）をエンドポイントとしていること、10 年間の死亡率ではなく発症率を評価していること、また脂質の指標として HDL コレステロール（HDL-C）と LDL コレステロール（LDL-C）の両方を評価していることが包括的管理チャートと異なる点です。今回は、日本動脈硬化学会の「動脈硬化性疾患予防ガイドライン 2017」を中心に記載します。
　日本動脈硬化学会の脂質異常症診断基準は 表1 のようになっています。

表1 脂質異常症診断基準（空腹時採血）[*1]（文献2）より許諾を得て転載

LDL-C	140 mg/dL 以上	高 LDL-C 血症
	120〜139 mg/dL	境界域高 LDL-C 血症[*2]
HDL-C	40 mg/dL 未満	低 HDL-C 血症
トリグリセリド	150 mg/dL 以上	高トリグリセリド血症
non-HDL-C	170 mg/dL 以上	高 non-HDL-C 血症
	150〜169 mg/dL	境界域高 non-HDL-C 血症[*2]

＊1：10 時間以上の絶食を「空腹時」とする。ただし水やお茶などカロリーのない水分の摂取は可とする。
＊2：スクリーニングで境界域高 LDL-C 血症、境界域高 non-HDL-C 血症を示した場合は、高リスク病態がないか検討し、治療の必要性を考慮する。
LDL-C はフリードワルド式（TC−HDL-C−TG/5）または直接法で求める。
トリグリセリドが 400 mg/dL 以上の場合や食後採血の場合は、non-HDL-C か LDL-C 直接法を用いる。ただしスクリーニング時に高トリグリセリド血症を伴わない場合は LDL-C との差が＋ 30 mg/dL より小さくなる可能性を念頭に置いてリスクを評価する。

吹田スコアは、年齢、性別、喫煙、血圧、HDL-C、LDL-C、耐糖能異常、早発性冠動脈疾患家族歴をリスクに応じて点数化し、その合計得点により、10年間の冠動脈疾患発症確率を出し、リスク分類をしています。計算が煩雑なので、冠動脈疾患発症予測ツール これりすくん（一般者向け http://www.j-athero.org/general/ge_tool.html、医療従事者向け http://www.j-athero.org/publications/gl2017app/workers/check_top.html）が作成されています。一次予防に関しては、吹田スコア40以下（冠動脈疾患発症リスク2%未満）は低リスク、吹田スコア41〜55（2%以上9%未満）は中リスク、吹田スコア56以上（10%以上）は高リスクとなります。危険因子を用いた簡易版を 図1 に示します。

女性は、閉経前はエストロゲン作用の影響もあってリスクは低く、閉経後も男性よりもリスクが低い状態が続きます。

リスク区分に応じた脂質管理目標値を 表2 に示します。一次予防における管理目標達成の手段は非薬物療法が基本ですが、低リスクにおいてもLDL-Cが180mg/dL以上の場合は薬物療法を考慮するとともに、家族性高コレステロール血症（FH）の可能性を念頭に置くことが大事です。また、これらの値はあくまでも到達努力目標値であり、一次予防（低・中リスク）においてはLDL-C低下率20〜30%、二次予防においてはLDL-C低下率50%以上も目標値となり得る、と記載されています。

第3章 これだけはおさえておきたい！ 検査所見

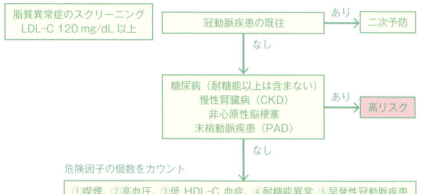

| 危険因子 | 男性 | | 女性 | |
の個数	40〜59歳	60〜74歳	40〜59歳	60〜74歳
0個	低リスク	中リスク	低リスク	中リスク
1個	中リスク	高リスク	低リスク	中リスク
2個以上	高リスク	高リスク	中リスク	高リスク

図1 冠動脈疾患予防からみたLDL-C管理目標設定のためのフローチャート（危険因子を用いた簡易版）（文献3）より許諾を得て改変し転載）

表2 リスク区分別脂質管理目標値（文献3）より許諾を得て改変し転載）

治療方針の原則	管理区分	脂質管理目標値（mg/dL）			
		LDL-C	HDL-C	TG	non-HDL-C
一次予防 （まず生活習慣の改善を行った後、薬物療法の運用を考慮する）	低リスク	＜ 160	≧ 40	＜ 150	＜ 190
	中リスク	＜ 140			＜ 170
	高リスク	＜ 120			＜ 150
二次予防 （生活習慣の是正とともに薬物治療を考慮する）	冠動脈疾患の既往	＜ 100			＜ 130
		（＜ 70）			（＜ 100）＊

＊：冠動脈疾患既往の中で、FH 例、急性冠症候群例および糖尿病例のうちほかの高リスク病態〔非心原性脳梗塞、末梢動脈疾患（PAD）、慢性腎臓病（CKD）、メタボリックシンドローム、主要危険因子の重複、喫煙〕を合併している場合についてはこれに準ずる。

一次予防における管理目標達成の手段は非薬物療法が基本であるが、低リスクにおいても LDL-C が 180 mg/dL 以上の場合は薬物治療を考慮するとともに、FH の可能性を念頭に置いておくこと。

まず LDL-C の管理目標値を達成し、その後 non-HDL-C の達成を目指す。

これらの値はあくまでも到達努力目標値であり、一次予防（低・中リスク）においては LDL-C 低下率 20 〜 30％、二次予防においては LDL-C 低下率 50％以上も目標値となり得る。

高齢者（75 歳以上）については文献 3）の第 7 章を参照。

公益社団法人日本人間ドック学会の基準

■ 基準範囲

　公益社団法人日本人間ドック学会では、基準範囲および健康診断判定区分を設けています（表3）。2014 年日本人間ドック学会から出された文書によれば、基準範囲とは、人間ドック受診者約 150 万人から一定の基準内に収まる健常者約 34 万人を選び、この中から約 1/7 をランダムに取り出し、さらに厳しい基準を用いた超健康人（スーパーノーマルの人）約 1 万〜 1 万 5,000 人の個々の検査値から導いた値であり、疾患予防の基準値とは異なるとされています。女性は年齢により、総コレステロール、LDL-C、non-HDL-C の基準範囲が異なります。

■ 判定区分

　日本人間ドック学会の健康診断判定区分は 2018 年 4 月に改訂されました（表4）。総コレステロールがなくなり、新たに non-HDL-C が加わりました。各判定区分は、特定健診の判定値、関連ガイドライン、日本人間ドック学会の大規模調査[3)]での基準範囲、厚生労働省特定健診項目の「健診結果とその他必要な情報の提供」によって決定した、とされています。

　判定区分には性年齢による差は示されていません。

表3 日本人間ドック学会脂質基準範囲

		単位	30 〜 44 歳	45 〜 64 歳	65 〜 80 歳
男性	総コレステロール	mg/dL		151 〜 254	
	LDL-C	mg/dL		72 〜 178	
	non-HDL-C	mg/dL		92 〜 194	
女性	総コレステロール	mg/dL	145 〜 238	163 〜 273	175 〜 280
	LDL-C	mg/dL	61 〜 152	73 〜 183	84 〜 190
	non-HDL-C	mg/dL	77 〜 162	91 〜 196	105 〜 205

表4 日本人間ドック学会判定区分 （2018年4月改訂）

	単位	A 異常なし	B 軽度異常	C 要経過観察（生活改善、要検査）	D 要医療（要治療、要精検）
HDL-C	mg/dL	40以上		35～39	34以下
LDL-C	mg/dL	60～119	120～139	140～179	59以下、180以上
non-HDL-C	mg/dL	90～149	150～169	170～209	89以下、210以上
トリグリセリド	mg/dL	30～149	150～299	300～499	29以下、500以上

メタボリックシンドロームおよび特定健診の基準

■ 診断基準

　わが国のメタボリックシンドローム（MetS）基準は、2005年の日本内科学会、日本動脈硬化学会など8学会による合同基準に基づいています。内臓肥満を病態の主体と位置づけ、軽度な血圧、糖代謝、脂質代謝異常が2つ以上ある場合にMetSと定義しています。LDL-CはMetS基準には含まれません。

　特定健診は40歳以上が対象となっています。肥満の診断にはウエスト周囲径だけではなく、BMI 25 kg/m² 以上も取り入れており、血圧、脂質基準はMetS基準と同じですが、糖代謝基準はMetS基準が空腹時血糖値110 mg/dL以上なのに対し、空腹時血糖100 mg/dL以上またはHbA1c 5.6％以上のいずれかとなっており、より厳しくなっています。糖代謝、脂質代謝、血圧のいずれかが基準に該当した場合は、喫煙を危険因子としてカウントする方法をとっています（表5）。

表5 特定健診判定および指導レベル

	肥満（1）	肥満（2）
必須項目	ウエスト周囲径 男性85 cm以上、女性90 cm以上	ウエスト周囲径 男性85 cm未満、女性90 cm未満 かつ BMI 25 kg/m² 以上
①糖代謝	100 mg/dL以上またはHbA1c 5.6％以上	
②脂質代謝	トリグリセリド150 mg/dL以上またはHDL-C 40 mg/dL未満	
③血圧	収縮期130 mmHg以上または拡張期85 mmHg以上	
④喫煙	あり	
	①～③が1つ以上あれば、④を追加リスクとする	
リスク数3	積極的支援	積極的支援
リスク数2	積極的支援	動機づけ支援
リスク数1	動機づけ支援	動機づけ支援

第3章 これだけはおさえておきたい！検査所見

【考えられる疾患】

　脂質異常症とは、血清脂質を構成するコレステロール、トリグリセリド、リン脂質、遊離脂肪酸のうちコレステロール、トリグリセリドのいずれか、ないし両方が高い状態、またはHDL-Cが低い状態をいいます。高LDL-C血症、低HDL-C血症は心筋梗塞などの冠動脈疾患（CAD）の重要な危険因子であることがわかっています。脳血管疾患は、脳出血と脳梗塞で危険因子の影響が異なり、高血圧が主要な危険因子であり、アテローム脳梗塞には高LDL-C血症が関与、脳出血には低コレステロール血症が関与するとされています。

　原発性脂質異常は、FHの場合は、高LDL-C血症、腱黄色腫、家族歴に注意し、その他のものは、家族に同様な検査異常や病態があるかどうかをチェックします。

　続発性脂質異常の原因には、甲状腺機能低下症、ネフローゼ症候群、腎不全・尿毒症、原発性胆汁性肝硬変、閉塞性黄疸、糖尿病、クッシング症候群、肥満、アルコール、自己免疫疾患〔全身性エリテマトーデス（SLE）など〕、薬剤性（利尿薬、β遮断薬、ステロイド、エストロゲンなど）、妊娠などがあります。

【検査値と併せたアセスメント方法】

　動脈硬化の診断は、頸動脈エコーによる内膜肥厚・プラークの所見、足関節上腕血圧比（ABI）、脈波伝播速度（baPWV）、心臓足首血管指数（CAVI）、血管内皮機能検査（FMD）、CTによる動脈の石灰化、MDCT、MRIによる脳の虚血性変化や脳梗塞の病変確認、MRAによる血管の狭窄・閉塞、またMRIプラークイメージング検査によるプラーク性状の評価などにより行われています。血液検査だけではなく、画像検査や機能検査を加えて総合的に判断し、治療方法を決定します。

【対象者への説明のしかた】

脂質の意義、代謝について
■ コレステロール

　コレステロールは、細胞膜の主要な構成成分であり、脳や肝臓、神経組織などに多く含まれています。また、性ホルモン、副腎皮質ホルモンなどのステロイドホルモン、胆汁酸、ビタミンDの原料となり、生命維持に欠かせない重要な物質です。

　コレステロールの大部分は、糖質や脂肪酸から生じたアセチルCoAという物質から、主に肝臓と小腸で生産されています。食品からのコレステロールは、1/5程度しか関与しておらず、また、摂取量に応じて生産量を調整するようになっています。食事によるコレステロールの摂取は血中のコレステロール値に直接的に影響を与えないことから、現在の食事摂取基準ではコレステロールの摂取量の基準値は定められていません。

■ トリグリセリド

脂質は、1gあたり9kcalと、三大栄養素の中でも最も高いエネルギーを得ることができます。また、ホルモンや細胞膜、核膜を構成したり、皮下脂肪として臓器を保護したり、身体を寒冷から守ったりする働きもあります。また、脂溶性ビタミン（ビタミンA、D、E、K）の吸収を促すなど、重要な役割を担っています。トリグリセリドは脂質や糖質から合成され、アルコールはトリグリセリドの合成を高めます。脂質は、化学構造の違いによって、単純脂質（トリグリセリド、ロウ）、複合脂質（リン脂質、糖脂質、リポたんぱく質）、誘導脂質（ステロール類）の3種類に分類されます。

これらの脂質を構成している重要な要素が脂肪酸であり、飽和脂肪酸と不飽和脂肪酸に分けられます。不飽和脂肪酸は、一価不飽和脂肪酸と多価不飽和脂肪酸に分けられ、さらに多価不飽和脂肪酸は、二重結合の位置によってn-3脂肪酸、n-6脂肪酸などに分けられます。脂肪酸の中には体内で合成できないものもあり、これらは必須脂肪酸と呼ばれ、食事から取る必要があります。飽和脂肪酸は、トリグリセリドやコレステロールを増加させます。一価脂肪酸のオレイン酸はオリーブ油などに含まれ、n-3脂肪酸にはEPA、DHA、αリノレン酸などがあり、魚に多く含まれており、これらはトリグリセリドを減らし、質のよいLDL-Cをつくるといわれています。一方、n-6脂肪酸であるリノール酸はむしろLDL-Cを増やし、LDL-Cの質も悪くするといわれています。

LDL-CやHDL-Cなど

コレステロールもトリグリセリドも水に溶けないので、たんぱく質と結びついてリポたんぱくというかたちで血中に存在しています。LDL、HDLというのは比重に基づくリポタンパクの名称で、この中にはコレステロール、トリグリセリド、リン脂質などの脂質が含まれており、その比率がそれぞれのリポたんぱくで異なっています。LDLは体中に脂肪酸やコレステロールを運搬する役目がありますが、過剰になると血管壁にたまり、酸化されて動脈硬化の原因となります。HDLは細胞の中の余ったコレステロールを引き抜いて肝臓に戻します。最近では、善玉、悪玉という名称は誤解を招きやすいので使われなくなってきました。

【対応方法】

厚生労働省の「標準的な健診・保健指導プログラム 平成30年度版」の健康診断判定と対応の分類を 表6 に示します。今回のガイドラインでは、肥満・非肥満両者とも検査値の程度に応じて対応が必要であるとされています。

また、心血管疾患の既往がある場合、疾患として、①糖尿病（耐糖能異常は含まない）、②慢性腎臓病（CKD）、③非心原性脳梗塞、④末梢動脈疾患（PAD）がある場合、あるいは、危険因子として、①喫煙、②高血圧、③低HDL-C血症、④家族歴；早発性CAD家族歴（第1度近親者かつ男性55歳未満、女性65歳未満）、⑤耐糖能異常がある場合や女性の場合は日本動脈硬化学会のリスク判定に基づく対応が望ましいと思われます。

表6 健康診断判定と対応の分類

健康診断判定　（mg/dL）		対応	
		肥満者の場合	非肥満者の場合
異常 ↑ ↓ 正常	受診勧奨値を超えるレベル	LDL-C ≧ 180（または non-HDL-C ≧ 210）またはトリグリセリド≧ 500	①すぐに医療機関受診を	
		140 ≦ LDL-C < 180（または 170 ≦ non-HDL-C < 210）または 300 ≦トリグリセリド< 500	②生活習慣を改善する努力をしたうえで、数値が改善しないなら医療機関の受診を	
	保健指導判定値を超えるレベル	120 ≦ LDL-C < 140（または 150 ≦ non-HDL-C < 170）または 150 ≦トリグリセリド< 300 または HDL-C < 40	③特定保健指導の積極的な活用と生活習慣の改善を	④生活習慣の改善を
	正常域	LDL-C < 120（または non-HDL-C < 150）かつトリグリセリド< 150 かつ HDL-C ≧ 40	①今後も継続して健康診断受診を	

女性への対応

　女性への対応は年齢（閉経前か後か、卵巣の手術歴はないか）によって異なります。閉経前の女性が心筋梗塞や脳梗塞を発症する割合は男性の約 1/5 ですが、閉経後には発症率が増加します。これには、エストロゲンの作用が関わっています。エストロゲンは生殖器のみならず、血管、脂質代謝、骨、筋肉、肝臓、膵臓、脳、甲状腺などさまざまな臓器に影響を及ぼしています。動脈硬化に対しては、LDL-C を減らし、LDL-C 酸化を抑制し、HDL-C を増やす作用があり、血管内皮細胞の一酸化炭素産生を増やして血管拡張をさせ、血管平滑筋細胞の増殖を抑制します。また、内臓脂肪の増加も抑制しますので複合的に動脈硬化を抑制しています。女性の喫煙リスクが高いのは、この作用が喫煙によって損なわれることと関係しています。女性の場合は肥満やコレステロールと心血管性疾患の関係は男性ほど明確ではありません。女性の脂質異常は閉経前には起こりにくく、閉経後に急激に起こってきますが、異常値の期間が短いので、数値だけではなく、画像や機能検査による動脈硬化診断を複合的に行うことが重要になります。

30 歳代への対応

　35 歳以上の男性については、日本動脈硬化学会のガイドラインが利用できる、とされています。女性の場合は、CAD の発症率が低いので判定できない、とされています。若年者で異常値を示す場合は、家族歴に注意が必要です。

LDL-C 低値について

　LDL-C 値が極端に低い場合は、内分泌疾患、食事の極端な偏り、家族性脂質異常症の可能性などがあります。

【生活指導（表7）】

①禁煙し、受動喫煙を回避しましょう。
②過食と身体活動不足に注意し、適正な体重を維持しましょう。
③肉の脂身、動物性脂肪、鶏卵、果糖を含む食品の大量摂取を控えましょう。
④魚、緑黄色野菜を含めた野菜、海藻、大豆製品、未精製穀類の摂取量を増やしましょう。
⑤飽和脂肪酸、トランス脂肪酸の摂取は控えましょう。
⑥n-3系多価不飽和脂肪酸の摂取を増やし、n-6系多価不飽和脂肪酸を取りすぎないようにしましょう。
⑦炭水化物エネルギー比を50％程度にし、食物繊維の摂取を増やしましょう。
⑧糖質含有量の少ない果物を適度に摂取しましょう。
⑨アルコールの過剰摂取を控えましょう。
⑩時間栄養学に基づき、糖質、脂質、たんぱく質を含む朝食を取り、夕食は軽めにしましょう。
⑪中等度以上の有酸素運動を毎日合計30分以上を目標にしましょう。

表7 危険因子と生活習慣改善の方法（優先度が高い順に◎→○→△）

	減塩	カリウム摂取*1	食物繊維摂取	カルシウム摂取	総エネルギー減	糖質減	脂質の調整	過量飲酒の改善	禁煙	身体活動	食行動の改善	適正体重の維持（減量）*2
血圧	◎	◎	○	○	△1)	△1)		◎	○	◎		○
血糖			○		◎	◎		○	○	◎	○2)	○
HDL-C					△	△			◎	◎		○
中性脂肪			○		◎	○3)		◎	○	○		○
LDL-C			○				◎4)		○	△		△
喫煙									◎			

*1：要医療レベルの腎機能異常がある場合には医療機関への受診勧奨を行う。
*2：やせの場合を除く。
1) 過去の経過で体重増加が明らかな場合。
2) よく噛み食事を楽しむ、食べる順番、朝食を取る、やけ食い・無茶食いをしない、食事の時間・間食回数。
3) ショ糖などの単純糖質。
4) 飽和脂肪酸の摂取を減らす、コレステロールの摂取を減らす、多価不飽和脂肪酸の摂取を増やす。

（荒木葉子）

【引用・参考文献】
1）脳心血管病予防に関する包括的リスク管理合同会議. 脳心血管病予防に関する包括的リスク管理チャートについて.
http://www.naika.or.jp/jsim_wp/wp-content/uploads/2015/08/931171726c735db126b4d9f25c8d737d.pdf
2）日本動脈硬化学会. "第1章 本ガイドラインの要約". 動脈硬化性疾患予防ガイドライン2017年版. 東京, 日本動脈硬化学会, 2017, 14.
3）日本動脈硬化学会. "第1章 本ガイドラインの要約". 動脈硬化性疾患予防ガイドライン2017年版. 東京, 日本動脈硬化学会, 2017, 16.
4）人間ドック健診の追跡調査・分析に基づく標準的検査基準値及び有用性に関する調査研究小委員会, 渡辺清明, 日本人間ドック学会の健診基本項目の基準範囲. 人間ドック. 31（4）, 2016, 603-608.
5）厚生労働省. 標準的な健診・保健指導プログラム 平成30年度版.
https://www.mhlw.go.jp/stf/seisakunitsuite/bunya/0000194155.html

5 糖代謝

❶ HbA1c　❷空腹時血糖

【診断基準、判定区分など】

日本糖尿病学会
空腹時血糖値および75gOGTTによる診断基準と判定区分を 表1 に示します。

■ **診断基準**
①早朝空腹時血糖値126 mg/dL以上、②75gOGTTで2時間値200 mg/dL以上、③随時血糖値200 mg/dL以上、④HbA1c 6.5%以上のいずれかが確認された場合は、「糖尿病型」と判定する。ただし、①～③のいずれかと④が確認された場合は、糖尿病と診断してよい。

②HbA1cを利用する場合は、血糖値が糖尿病型を示すことが必須である。

③血糖値が糖尿病型を示し、かつ次のいずれかの条件〔糖尿病の典型的症状（口渇、多飲、多尿、体重減少）の存在、確実な糖尿病網膜症の存在〕が満たされた場合は、初回検査だけでも糖尿病と診断できる。

■ **日本人間ドック学会の判定区分**
日本人間ドック学会の判定区分を 表2 に示します。

■ **特定健診判定および指導レベル**
表3 に特定健診判定および指導レベルを示します。

低血糖
血糖が生理的変動範囲を超えて低下し、種々の症状を呈する場合を低血糖症といい、一般的に50 mg/dL（血漿グルコース濃度）以下を指します。

表1 日本糖尿病学会の判定区分 （文献1）より許諾を得て転載）

	血糖測定時間			判定区分
	空腹時		負荷後2時間	
血糖値 （静脈血漿値）	126 mg/dL 以上	または	200 mg/dL 以上	糖尿病型
	糖尿病型にも正常型にも属さないもの			境界型
	110 mg/dL 未満	および	140 mg/dL 未満	正常型

表2 日本人間ドック学会判定区分（2018年4月改訂）

	単位	A 異常なし	B 軽度異常	C 要経過観察（生活改善、要検査）	D 要医療（要治療、要精検）
空腹時血糖値（FPG）	mg/dL	FPG 99 以下かつ HbA1c 5.5 以下	① FPG 100～109 かつ HbA1c 5.9 以下 ② FPG 99 以下かつ HbA1c 5.6～5.9 ①②のいずれかのもの	① FPG 110～125 ② HbA1c 6.0～6.4 ③ FPG 126 以上かつ HbA1c 6.4 以下 ④ FPG 125 以下かつ HbA1c 6.5 以上 ①～④のいずれかのもの	FPG 126 以上かつ HbA1c 6.5 以上
HbA1c	%				

表3 特定健診判定および指導レベル

	肥満（1）	肥満（2）
必須項目	ウエスト周囲径 男性 85 cm 以上、女性 90 cm 以上	ウエスト周囲径 男性 85 cm 未満、女性 90 cm 未満 かつ BMI 25 kg/m² 以上
①糖代謝	100 mg/dL 以上または HbA1c 5.6% 以上	
②脂質代謝	トリグリセリド 150 mg/dL 以上または HDL-C 40 mg/dL 未満	
③血圧	収縮期 130 mmHg 以上または拡張期 85 mmHg 以上	
④喫煙	あり	
	①～③が1つ以上あれば、④を追加リスクとする	
リスク数 3	積極的支援	積極的支援
リスク数 2	積極的支援	動機づけ支援
リスク数 1	動機づけ支援	動機づけ支援

HDL-C：HDL コレステロール、LDL-C：LDL コレステロール。

【管理目標値】

血糖の治療目標は、年齢、罹病期間、臓器障害、低血糖の危険性、サポート体制などを考慮して個別に設定します（図1）。妊娠例は除きます。

目標	血糖正常化を目指す際の目標[注1]	合併症予防のための目標[注2]	治療強化が困難な際の目標[注3]
	コントロール目標値[注4]		
HbA1c（%）	6.0未満	7.0未満	8.0未満

治療目標は年齢、罹病期間、臓器障害、低血糖の危険性、サポート体制などを考慮して個別に設定する。

注1）適切な食事療法や運動療法だけで達成可能な場合、または薬物療法中でも低血糖などの副作用なく達成可能な場合の目標とする。
注2）合併症予防の観点からHbA1cの目標値を7%未満とする。対応する血糖値としては、空腹時血糖値130 mg/dL 未満、食後2時間血糖値180 mg/dL 未満をおおよその目安とする。
注3）低血糖などの副作用、その他の理由で治療の強化が難しい場合の目標とする。
注4）いずれも成人に対しての目標値であり、また妊娠例は除くものとする。

図1 血糖コントロール目標（65歳以上の高齢者については「高齢者糖尿病の血糖コントロール目標」を参照）（文献2）より許諾を得て転載）

【考えられる疾患】

血糖やHbA1cが高い場合は、糖尿病や糖代謝異常が考えられます。1型糖尿病（絶対的インスリン欠乏）、2型糖尿病（インスリン分泌不全、インスリン抵抗性）、その他（遺伝性、他の疾患；膵臓疾患、内分泌疾患、肝疾患、薬剤、免疫疾患など）、妊娠糖尿病が考えられます。低い場合は、インスリノーマ、下垂体疾患、内分泌疾患、胃の術後などが考えられます。

【検査値と併せたアセスメント方法】

糖尿病の治療目標は、①高血糖による症状を除くこと、②糖尿病の長期的な合併症である細小血管合併症（眼、腎臓、神経）や動脈硬化性疾患を予防すること、③健康寿命を達成すること、にあります。血糖やHbA1cのモニタリング、眼底検査、尿たんぱく、尿中アルブミン、神経障害、動脈硬化、二次性が疑われる場合は原因疾患のチェックなどを行います。

【対象者への説明のしかた】

高血糖は血管、神経およびさまざまな臓器・器官に影響を与え、慢性的に続くと眼・腎臓・神経障害、狭心症や心筋梗塞、脳卒中などのリスクを高めます。また、骨や脳機能にも影響を及ぼし、悪性疾患の合併率も高いと報告されています。膵臓から分泌されるインスリンが重要な働きをしています。遺伝的素因がある場合とない場合があります。食事や運動、喫煙、アルコール、薬物治療が必要です。

【対応方法】

厚生労働省の「標準的な健診・保健指導プログラム 平成30年度版」の健康診断判定と対応の分類を 表4 に示します。今回のガイドラインでは、肥満・非肥満両者とも検査値の程度に応じて対応が必要であるとされています。

表4 健康診断判定と対応の分類

健康診断判定			対応			
	空腹時血糖・随時血糖[*1]（mg/dL）	HbA1c（%）	肥満者の場合		非肥満者の場合	
			糖尿病治療中[*2]	糖尿病未治療[*2]	糖尿病治療中[*2]	糖尿病未治療[*2]
異常 ↑ 受診勧奨判定値を超えるレベル	126〜	6.5〜	①受診継続、血糖コントロールについて確認・相談を	②定期的に医療機関を受診をしていなければすぐに受診を	③受診継続、血糖コントロールについて確認・相談を	④定期的に医療機関を受診をしていなければすぐに受診を
保健指導判定値を超えるレベル	110〜125	6.0〜6.4	④受診継続	⑤特定保健指導の積極的な活用と生活習慣の改善を、また、精密検査を推奨	⑥受診継続	⑦生活習慣の改善を、ぜひ精密検査を
	100〜109	5.6〜5.9				⑧生活習慣の改善を、リスクの重複などあれば精密検査を
↓ 正常 正常域	〜99	〜5.5		⑨肥満改善と健康診断継続を		⑩今後も継続して健康診断受診を

*1：随時血糖での判定の場合
　　「今回は食後採血時の血糖値に基づく判定です。正確には10時間以上絶食ののちに採血する「空腹時血糖」もしくは「HbA1c」に基づいて判定する必要があります。正常域を超えている場合には医療機関において正確な測定をしていただくことを推奨します。」と付記する。
*2：「標準的な質問票」の「2b. 血糖を下げる薬又はインスリン注射の使用の有無」に対する回答による。

【生活指導】

①禁煙し、受動喫煙を回避しましょう。
②過食と身体活動不足に注意し、適正な体重を維持しましょう。
③標準体重1kg当たりの摂取エネルギーを25〜30kcalにしましょう。
④指示エネルギーの50〜60%を炭水化物、たんぱく質20%以内、残りを脂質にしましょう。
⑤飽和脂肪酸、トランス脂肪酸の摂取は控えましょう。
⑥n-3系多価不飽和脂肪酸の摂取を増やし、n-6系多価不飽和脂肪酸を取りすぎないようにしましょう。
⑦炭水化物、脂質、野菜などの食べる順番に留意し、よく噛むようにしましょう。
⑧時間栄養学に基づき、糖質、脂質、たんぱく質を含む朝食を取り、夕食は軽めにしましょう。
⑨アルコールの過剰摂取を控えましょう。アルコールの糖質に留意しましょう。
⑩中等度以上の有酸素運動を毎日合計30分以上を目標にしましょう。
⑪治療中の人は、定期的に診療を受け、低血糖などに注意しましょう。

（荒木葉子）

【引用・参考文献】
1）日本糖尿病学会編・著．"第2章 診断"．糖尿病治療ガイド2018-2019．東京，文光堂，2018，21．
2）日本糖尿病学会編・著．"第3章 治療"．糖尿病治療ガイド2018-2019．東京，文光堂，2018，29．
3）厚生労働省．標準的な健診・保健指導プログラム 平成30年度版．
https://www.mhlw.go.jp/stf/seisakunitsuite/bunya/0000194155.html

6 血球検査

❶赤血球数

*日本人間ドック学会判定区分（2017年4月1日改定）

基準値*

【男性（$10^4/\mu L$）】
400～539

【女性（$10^4/\mu L$）】
360～489

リスク数値*

【男性（$10^4/\mu L$）】

軽度異常	540～599
要経過観察（生活改善・再検査）	360～399
要医療	359以下、600以上

【女性（$10^4/\mu L$）】

軽度異常	490～549
要経過観察（生活改善・再検査）	330～359
要医療	329以下、550以上

【考えられる疾患】

検査値が高い場合は**多血症**（赤血球増多症）、脱水、喫煙などが、低い場合は**貧血**などが考えられます。

【検査値と併せたアセスメント方法】

赤血球数の検査値とは、血液中の赤血球の数を数えたものです。赤血球が増加する場合には、血液中を循環する赤血球量が実際に増加している絶対的な多血症と、循環血漿量が減少することによって生じる見かけ上の多血症があります。絶対的な多血症には、赤血球が腫瘍性に増加する真性多血症や、高地居住や心肺の疾患による酸素不足によって、造血因子のエリスロポエチンの濃度が上昇して生じる二次性の多血症があります。見かけ上の多血症には、脱水による急性の血液濃縮や、喫煙、肥満、高血圧、ストレスなどによる慢性的な血液濃縮によるものがあります。一般的には、見かけ上の多血症のほうが多くみられます。

赤血球が減少する場合は貧血が考えられます（貧血については、「❷ヘモグロビン」の項において詳述します）。

【対象者への説明のしかた】

赤血球は血液中の細胞成分の大部分を占めており、肺から全身の各組織へ酸素を運ぶ役割を担っています。体内では、1秒間に約200万個、1日に約2,000億個もの赤血球が恒常的に産生されており、その産生制御機構に異常を生じると貧血や多血症に陥ることになります。

赤血球数が多い場合には血液中の細胞成分が多くなっており、血液が濃縮されて粘稠度が高くなっています。そのため血液循環に障害を来たし、頭痛、めまい、耳鳴り、集中力の低下、赤ら顔などの症状がみられたり、血栓による脳梗塞や心筋梗塞などを起こしやすくなっていると考えられます。

脱水による一時的な血液濃縮の場合には、適切に水分補給を行うことにより改善することが期待され、改善に至ればその後の対処は必要ありません。しかし、慢性的に血液濃縮を起こしている場合には、生活習慣の改善や生活習慣病対策が必要になります。喫煙は血管を収縮させて循環血漿量を減少させるので、禁煙はとくに重要です。ほかにも、体重管理や、血圧や脂質などを適切にコントロールすることも必要になります。ストレスも多血症の原因のひとつであることがわかっており、軽減することは大事なポイントです。またいずれにおいても粘稠度が高く血液が流れにくくなっている状態であるため、脱水にならないように多めに水分を摂取することを心がける必要があります。

絶対的な多血症が疑われる場合には、医療機関を受診して精密検査を受けるよう勧めてください。

赤血球が少ない場合の貧血については、ヘモグロビンの項目において詳述します。

【対応方法】

慢性的に赤血球が多めで、血液濃縮を起こしている場合には喫煙の有無をはじめとして生活習慣をチェックし、改善に向けた適切な対処が必要となります。具体的には、禁煙、体重管理、血圧のコントロールなど、よりよい生活習慣を行うことで改善することが期待されます。再検査によっても改善しない場合には、あらためて医療機関を受診し、血液専門医に相談してください。

❷ヘモグロビン

*日本人間ドック学会判定区分（2018年12月7日改定）

基準値*

【男性（g/dL）】	【女性（g/dL）】
13.1～16.3	12.1～14.5

リスク数値*

【男性（g/dL）】		【女性（g/dL）】	
軽度異常	16.4～18.0	軽度異常	14.6～16.0
要経過観察（生活改善・再検査）	12.1～13.0	要経過観察（生活改善・再検査）	11.1～12.0
要医療	12.0以下、18.1以上	要医療	11.0以下、16.1以上

【考えられる疾患】

検査値が高い場合は**多血症**（赤血球増多症）、脱水、喫煙などが、低い場合は**貧血**などが考えられます。

【検査値と併せたアセスメント方法】

ヘモグロビン（血色素）の検査値は、血液中のヘモグロビン量を測るものです。ヘモグロビン値が高い場合には、多血症、脱水、喫煙、ストレスのなどの影響によるものが考えられます（赤血球数が増加する場合とほぼ同様であり、「①赤血球数」の項目において詳述しました）。

ヘモグロビン値が低い場合は貧血が考えられます。貧血は多種にわたり、最も頻度の多い鉄欠乏性貧血のほかに、溶血性貧血、再生不良性貧血、腎性貧血、悪性貧血などがあります。原因もさまざまであり、鉄やビタミンB_{12}などの栄養素の不足、栄養素の利用障害、造血の障害、赤血球寿命の短縮や、消化管出血など失血による場合もあります。貧血は、ヘモグロビンや赤血球数のほかに、ヘマトクリット、白血球数、網状赤血球数、赤血球指数〔平均赤血球容積（MCV）、平均赤血球ヘモグロビン量（MCH）、平均赤血球ヘモグロビン濃度（MCHC）〕、血清鉄など値により鑑別され、主に、①大球性貧血、②正球性貧血、③小球性低色素性貧血に分類されます。

【対象者への説明のしかた】

　ヘモグロビンは赤血球に含まれるヘムたんぱくであり、酸素を運ぶ役割を担っています。ヘムたんぱくは、酸素濃度の高いところで酸素と結合し、酸素濃度の低いところで酸素と分離する特徴を有しており、その性質を利用して肺で受け取った酸素を全身に運搬しています。

　ヘモグロビン値が高い場合には赤血球数の増多を伴っていることが多く、血液中の細胞成分が多くなっており、血液が濃縮されて粘稠度が高くなっています（「①赤血球数」の項で詳述しました）。

　ヘモグロビン値が低い場合は貧血を考えます。肺から全身の各組織へ酸素を運ぶ役割が低下し酸素不足になることから、動悸、息切れ、倦怠感、易疲労感、起立性低血圧などの症状がみられたり、顔面蒼白のように、皮膚や粘膜が青白くなることもあります。ただし、多くの場合はヘモグロビンが 8 g/dL 以下にならないと症状が出現しないことや、徐々に進行した慢性の貧血では症状がみられないことも少なくありません。

　急性の貧血では、胃潰瘍や十二指腸潰瘍など消化管からの出血による場合があり、原因不明の急性の貧血においてはとくに、内視鏡などによる消化管の精密検査が必要になります。

　慢性に経過している貧血に対しては、貧血の原因となっている原疾患を特定し、治療することが必要です。栄養素が不足している場合には、栄養のバランスのよい食事を摂取することや、鉄分を十分に取ることでヘモグロビンが増加し、貧血が改善することが期待できます。しかしながら改善がみられない場合には、さまざまな身体の疾患が原因となり貧血を引き起こしている場合もありますので、医療機関を受診して精密検査を受けるよう勧めてください。

【対応方法】

　栄養素の不足により貧血を起こしていると考えられる場合には、適切な食習慣を心がけ、改善がみられたかを確認してください。貧血は、その他のさまざまな原因によっても起こることがありますので、改善がみられない場合には血液専門医に相談してください。また出血による貧血が考えられる場合には、早めに精密検査を受ける必要があります。

❸白血球数

*日本人間ドック学会判定区分
（2018年12月7日改定）

基準値*
3.1 ～ 8.4 $10^3/\mu L$

リスク数値*

軽度異常	8.5 ～ 8.9 $10^3/\mu L$
要経過観察 （生活改善・再検査）	9.0 ～ 9.9 $10^3/\mu L$
要医療	3.0 $10^3/\mu L$ 以下、 10.0 $10^3/\mu L$ 以上

【考えられる疾患】

検査値が高い場合は<mark>感染症</mark>、<mark>炎症性疾患</mark>、<mark>白血病</mark>などの血液疾患、喫煙などが、低い場合はウイルス感染症、薬物アレルギー、再生不良性貧血などが考えられます。

【検査値と併せたアセスメント方法】

　白血球数の検査値は、血液中の白血球の数を数えたものです。白血球数が増加する場合には、肺炎や扁桃腺炎などの急性感染症や、炎症性疾患、腫瘍の存在が疑われます。白血球数が減少する場合には、ウイルス感染症や薬剤による影響を疑います。また、赤血球や血小板の減少を伴う場合には、再生不良性貧血など血液疾患の可能性もあります。

　通常、末梢血でみられる白血球には、好中球、リンパ球、単球、好酸球、好塩基球がありますが、形態に異常を認めたリンパ球がみられることがあり、反応性による異型リンパ球や、腫瘍性による異常リンパ球と呼ばれます。異型リンパ球は、刺激に反応して形態変化したもので、EBウイルス感染やサイトメガロウイルス感染などのウイルス感染、薬物アレルギー、自己免疫疾患などでみられます。異常リンパ球は、悪性リンパ腫や慢性リンパ性白血病などでみられます。

　一方、高度の白血球増多がみられる場合には、白血病、重症感染症、類白血病反応などが疑われ、早急に原因を調べることが必要です。

【対象者への説明のしかた】

　白血球は、身体に侵入した細菌やウイルスなどの異物を取り込んで消化分解するなど、免疫に関する働きをしています。そのため、白血球数の増加または減少がみられる場合は、多くは何らかの免疫反応の影響によって生じているものと考えられます。

　白血球数が多い場合には、感染症、炎症性疾患、白血病などの血液疾患、膠原病の一部などが考えられます。さまざまな感染症や炎症などにより一時的に増加しているものであれば、症状が治まるとともに減少します。喫煙者においては、軽度の白血球増加がみられることがあります。白血球数が数万を上回るなど高度の白血球増加を認める場合には、血液疾患や重症感染症、基礎疾患に伴う類白血病反応の可能性が考えられます。とくに、赤血球や血小板も減少していたり、芽球などの異常細胞がみられる場合には、緊急に精密検査を受ける必要があります。

　白血球数が減少する場合には、ウイルス感染症、薬物アレルギー、再生不良性貧血、重症感染症の一部などが考えられます。軽度の白血球数の減少でしたら免疫機能に大きな問題はありませんが、高度に減少すると感染症防御に支障を来たし、感染症にかかりやすくなります。

　白血病では、白血球の総数は増加するものの、正常な機能を持たない異常な白血球が増えていき、正常な機能を持つ白血球数は正常時よりむしろ少なくなる場合があります。また造血機能を阻害することで、赤血球、血小板の減少がみられることもあります。そのため減少の程度により、易感染性、貧血、出血傾向などの症状がみられるようになります。

【対応方法】

　白血球数の一時的な増加または減少に対しては、原疾患にあわせて改善すると考えられます。高度な増加または減少に対しては、早めに（あるいは緊急に）医療機関の受診が必要になります。

（川島正敏）

【引用・参考文献】
1）矢野栄二ほか編．"第Ⅱ部 職域における健診項目の検討"．Evidence Based Medicine による健康診断．東京，医学書院，1999，58-64．
2）圓藤吟史，萩原聡編．"第2章 一般健診"．事例で学ぶ 一般健診・特殊健診マニュアル．東京，宇宙堂八木書店，2006，25-28．

7 尿検査

❶尿糖

*日本人間ドック学会判定区分
（2018年12月7日改定）

基準値*
（−）

リスク数値*
軽度異常　（±）以上

【考えられる疾患】

糖尿病、腎性糖尿などが考えられます。

【検査値と併せたアセスメント方法】

　尿糖検査は、尿の中の糖分を調べる検査であり、糖尿病の有無を判断するうえで有効な方法です。多くの場合、早朝第一尿または随時尿を試験紙法により測定し、尿糖（±）以上（40 mg/dL以上）で陽性とされます。尿糖陽性は血糖値が高いことを反映していますが、血糖値は食事の影響を受けるなど時間とともに変化することから、尿糖検査の結果も血糖値の変動に影響を受けます。また腎臓の糸球体で濾過されて膀胱に溜められている尿は、採尿時と同一時刻の血糖値を反映しているものではなく、約30分前の血糖値を示していると考えられます。そのため、尿糖検査においては採尿時間による影響を十分に検討する必要があります。

　また、血糖値が高くても尿糖検査では陰性になる場合や、腎性糖尿のように血糖値が高くなくても尿糖が陽性になることもあります。ですので、尿糖検査のみで糖尿病の有無を確定することはできず、糖負荷試験、血液検査における血糖値、ヘモグロビンA1c（HbA1c）の値などの結果をあわせて診断されます。

　尿糖検査は、血糖の状態を間接的に推測する検査であり、糖尿病の有無を判断するうえでの重要性は、ほかの検査と比べて大きくないかもしれませんが、侵襲が小さく安価で簡便な検査という点ではきわめて優れており、その利点を生かして健康診断等に活用することが望まれます。

【対象者への説明のしかた】

　血液中の糖は、腎臓の糸球体基底膜を通過して原尿に含まれますが、糖は生体にとって大事なものですので、尿細管でそのほとんどが再吸収されて血液中に戻されます。しかしながら、血糖値が上昇して尿細管における再吸収の限界を超えると、再吸収されずに尿中に糖が排泄されるようになり、尿糖陽性となります。尿糖が陽性になる血糖値を糖排泄閾値といい、およそ 150 ～ 200 mg/dL になります。そのため、尿糖陽性の場合は血糖値が糖排泄閾値以上であり、血糖値が高いことを示しています。

　尿糖陽性となった場合には、尿糖検査の再検査や血糖値や HbA1c の値などの血液検査を行い、糖尿病の有無を調べる必要があります。血糖値および HbA1c の値の結果については、それぞれの項目を参照してください。

　尿糖検査による偽陽性は、糖排泄閾値が低下していると起こりやすくなります。ステロイド剤の使用時や妊娠中などの場合には一時的に糖排泄閾値が低下するため、血糖値が高くなくても尿糖陽性となることがあります。また腎性糖尿の場合には常に糖排泄閾値が低くなっており、血糖値が正常で糖尿病ではないにもかかわらず、尿中に糖が排泄されて尿糖陽性になりやすくなっています。なお、腎性糖尿は基本的には健康に影響を及ぼさないと考えられています。

　その他に、糖尿病の治療薬としてイプラグリフロジン製剤などの SGLT2（sodium glucose cotransporter 2）阻害薬を内服している場合には尿糖陽性になることが多いです。SGLT2 阻害薬は、尿細管における糖の再吸収を阻害し、糖の尿中の排泄を増加させることで血糖値を下げる薬であるからです。糖尿病で治療中の対象者に対しては、内服している薬を確認することが必要です。

【対応方法】

　尿糖検査は、糖尿病の有無を判断するうえで有効な方法です。ただし、尿糖検査のみで確定することはできないため、尿糖検査で陽性となった場合は再検査や血液検査を行い、糖尿病が疑われる場合には医療機関を受診する必要があります。

❷尿たんぱく

*1 日本人間ドック学会判定区分（2018年12月7日改定）
*2 尿たんぱく（＋）かつ尿潜血（＋）の場合は要医療

基準値*1	リスク数値*1	
（－）	軽度異常	（±）
	要経過観察（生活改善・再検査）	（＋）*2
	要医療	（2＋）以上

【考えられる疾患】

糖尿病性腎症、慢性糸球体腎炎、腎硬化症、膀胱炎などが考えられます。

【検査値と併せたアセスメント方法】

　尿たんぱくの検査は、尿の中のたんぱく質を調べる検査です。試験紙法により尿中のたんぱくを検出し、（＋）以上（30 mg/dL以上）が尿たんぱく陽性として異常所見とされます。尿中にはさまざまなたんぱくが出現しますが、試験紙はアルブミンとの反応性が高く、ほかにもグロブリンやBence-Jonesたんぱくなども反応するものの、その検出感度は低くなっています。尿たんぱくが（2＋）以上で要医療（腎臓専門医に紹介）ですが、尿たんぱく（＋）かつ尿潜血（＋）の場合においても要医療とされています。
　また、運動性たんぱく尿、熱性たんぱく尿、起立性たんぱく尿など、一過性に尿たんぱく陽性となる場合があります。これらは生理的たんぱく尿といわれ、病的なたんぱく尿とは区別されます。尿たんぱくの検査は、ある程度の偽陽性、偽陰性はあるものの、侵襲が小さく安価で簡便な検査という点ではきわめて優れています。腎障害のマーカーの中ではたんぱく尿の存在は重要であり、健康診断などにおいて有効に活用することが望まれます。

【対象者への説明のしかた】

　腎臓の糸球体で濾過された原尿には、少量のたんぱく質が含まれていますが、そのほとんどは尿細管で処理されて血液中に戻されます。正常では、尿中に排泄されるたんぱくは 40 〜 80 mg/日と微量です。しかしながら、慢性糸球体腎炎など糸球体に病変がある場合には多量のたんぱく質が濾過され、尿細管での処理の限界を超えると尿中に排泄され、尿たんぱく陽性となります。尿細管に障害がある場合にも尿たんぱく陽性となることがあります。

　持続的に尿たんぱく陽性となる場合には、腎臓の糸球体の病変や尿細管の障害を起こしている可能性があり、1日にどのくらいたんぱくが排泄されているのかを定量検査により評価します。1日の尿たんぱく排泄量が 150 mg 以上の場合は、異常とされます。通常、健康診断で行われる試験紙法は定性評価であり、尿の濃縮や希釈の程度の違いによって異なる結果が得られるため、定量検査と同様の評価は難しいとされています。たんぱくの定量検査やその他の検査により尿たんぱくの原因となる疾患を明らかにし、その疾患に対する治療が必要となります。

　大量のたんぱく質を摂取した際は、短期間で尿たんぱくは消失し、とくに病的意義はなく予後良好とされています。健康診断などの結果により、一過性の尿たんぱく陽性であることが確認できれば、とくに問題ないと考えられます。しかしながら、繰り返し尿たんぱく陽性となり、持続して尿中にたんぱくが排泄されていると考えられる場合には、糸球体などに何らかの病変がある可能性を検討する必要があります。

【対応方法】

　尿たんぱくの検査は、腎障害の早期発見に有効な検査です。尿たんぱく陽性となるのが一過性であればとくに病的意義はありませんが、尿たんぱく陽性が持続する場合には腎障害を有する可能性があり、原疾患を明らかにして必要な治療を受けるよう勧めください。

❸尿アルブミン

＊日本腎臓学会CKD診療ガイドライン2013
※二次健康診断の項目

【基準値＊】

【尿アルブミン定量（mg/日）】
30 未満

【尿アルブミン／クレアチニン比（mg/g・Cr）】
30 未満

【リスク数値＊】

【尿アルブミン定量（mg/日）】
微量アルブミン尿	30 ～ 299
顕性アルブミン尿	300 以上

【尿アルブミン／クレアチニン比（mg/g・Cr）】
微量アルブミン尿	30 ～ 299
顕性アルブミン尿	300 以上

【考えられる疾患】

早期の**糖尿病性腎症**、**慢性糸球体腎炎**、高血圧症、肥満、喫煙などが考えられます。

【検査値を併せたアセスメント方法】

　微量アルブミン尿検査は、労災保険の二次健康診断の項目のひとつで、一次健康診断における尿たんぱく検査において、（±）または（＋）の所見の場合にのみ対象とされています。しかし、尿の濃縮や希釈の程度の違いにより、試験紙法で（－）～（2＋）まで微量アルブミン尿の可能性があるとされており、定性の尿たんぱく検査において（－）であっても、微量アルブミン尿検査は有効であると考えられます。

　微量アルブミン尿検査は、24時間蓄尿によりアルブミンの1日排泄量（mg/日）の定量が信頼性の高い検査法ですが、蓄尿することが難しい状況では随時尿を用います。随時尿中のアルブミン濃度は、尿の濃縮や希釈の程度の違いにより変動するため、尿中クレアチニン濃度で補正した量（mg/g・Cr）により評価を行います。3回測定して2回以上30～299 mg/g・Crに該当した場合、微量アルブミン尿と診断されます。

　微量アルブミン尿がみられたら、早期の糖尿病性腎症や慢性糸球体腎炎などが疑われます。また、肥満や喫煙は尿中アルブミンを増加させる原因になります。

【対象者への説明のしかた】

　尿中アルブミンは、腎臓の糸球体障害の指標であり、糖尿病性腎症の早期や糸球体腎炎などの腎疾患、高血圧症においてみられます。アルブミン尿増加は、腎機能や心血管の予後を規定する因子ですが、微量アルブミン尿の出現は、その後のアルブミン尿増加を予測する因子でもあり、早期の発見と適切な対処の実施が求められます。微量アルブミン尿検査は、試験紙による尿たんぱく検査では陽性とならないような、ごく微量のアルブミンを検出します。

　微量アルブミン検査において、蓄尿できない環境においては、随時尿中のアルブミン濃度を尿中クレアチニン濃度により補正します。尿中に排泄されるクレアチニンは生理的変動因子の影響を受けないことから、成人のクレアチニン1日排泄量である1g当たりのアルブミン濃度を計算することで、アルブミン1日排泄量を推定できます。

　微量アルブミンが出現したら、糸球体の障害が起こりつつあると考えられます。原疾患として糖尿病や高血圧症を認めている場合には、原疾患による早期の腎症が疑われますので、血糖や血圧のコントロールを厳格に行うことで、腎疾患の進行を遅らせることが可能になります。とくに疾患がなく、微量アルブミン尿のみがみられる場合には、体重管理や禁煙などの生活習慣の改善が求められます。

【対応方法】

　微量アルブミン尿検査は、早期の糖尿病腎症などの糸球体の障害を見つけるのに有効な検査です。微量アルブミン尿を認める場合には、腎疾患の進行を遅らせるために原疾患の治療を厳格に行うことが必要となります。

（川島正敏）

【引用・参考文献】
1）矢野栄二ほか編．"第Ⅱ部職域における健診項目の検討"．Evidence Based Medicine による健康診断．東京，医学書院，1999，50-57．
2）圓藤吟史，萩原聡編．"第2章 一般健診"．事例で学ぶ 一般健診・特殊健診マニュアル．東京，宇宙堂八木書店，2006，34-37．
3）日本腎臓学会編．"第7章 尿所見の評価法"．CKD診療ガイド2012．東京，東京医学社，2012，25-28．
4）圓藤吟史，萩原聡編．"第6章 健康診断の事後措置"．事例で学ぶ 一般健診・特殊健診マニュアル．東京，宇宙堂八木書店，2006，220-221．

8 心電図

> **基準値とリスク数値**
>
> 通常、健康診断においては健診機関の医師が判定するので、判断基準に従って事後措置が実施されると思います。健診機関や企業ごとに判断基準があると思われますが、わが国で広く採用されている人間ドック学会の判定基準に準拠して説明していきます。

【考えられる疾患】

① 冠動脈疾患：狭心症、心筋梗塞（陳旧性含む）、無症候性心筋虚血
② 心筋関連疾患：肥大型心筋症、拡張型心筋症、たこつぼ心筋症、高血圧性心臓病など
③ 弁膜症：大動脈弁疾患、僧帽弁疾患など
④ 不整脈：上室性期外収縮、心房細動、心室性期外収縮、心室頻拍、異所性心房調律、WPW症候群、QT延長症候群など
⑤ その他：先天性心疾患、大動脈疾患、その他

【検査値と併せたアセスメント方法】

　一例に某企業で採用している判定基準表と事後措置判定を示しました（表1）。とくに、早急な対応が必要な心電図波形を認めた場合（完全房室ブロック、上室頻拍、心房粗動、心室頻拍、心室細動など判定区分D1に該当する場合）は直ちに医療機関へ受診を指示します。次いで判定区分D2は要精密検査対象となります。ただし、ST-T変化が著しいなど、D1以外でも早急な対処が必要な心電図波形を認めた場合も直ちに医療機関へ受診を指示します。紹介の際は心電図コピーを添付することも必要です。

　心電図の判定には心臓疾患の既往、現病歴や内服状況（降圧薬、心臓病薬）が重要なので、精度の高い問診情報が重要です。たとえばブルガダ症候群は突然死のリスクになります。心電図では、胸部誘導V_1で特徴的なブルガダ型ST上昇を示し、健康診断の現場でも散見される所見です。とくにcoved型は、副交感神経優位な時間帯で心室細動などの重篤な致死性不整脈を起こす頻度がsaddle back型より高いといわれています。多くに、突然死の家族歴や本人の欠神既往があることも多く、心電図波形でブルガダ型（とくにcoved型）を指摘された場合は別途、面接問診で確認することを勧めます。なお、弁膜症などは、診察（心音）所見を加味して判断することも留意ください。

表1 定期健康診断における心電図検査の判定基準（例）

心電図所見コード	心電図所見	本人用結果表記	判定区分
A01	正常範囲	正常範囲	A
B01	境界域 Q 波	軽度異常 Q	C
B02	Ⅲ、aV$_F$ の Q 波	軽度異常 Q	C
B03	R 波増高不良	R 波増高不良	D2
B04	異常 Q 波	高度異常 Q	D2
C01	軽度な右軸偏位（90〜119°）	右軸偏位	B
C02	右軸偏位（120〜150°）	右軸偏位	B
C03	左軸偏位（−30〜−90°）	左軸偏位	B
C04	極端な軸偏位（−91〜−149°）	軽度心電図異常	B
C05	不定軸	不定軸	B
D01	左室高電位〔SV$_1$＋RV$_5$（V$_6$）＞3.5 mV〕	左室高電位	C/D2
D02	左室高電位〔RV$_5$ or RV$_6$≧2.6 mV〕	左室高電位	C/D2
D03	右室高電位〔RV$_1$≧0.5 mV かつ V$_1$R/S＞1〕	右室高電位	C
D04	両室高電位	両室高電位	D2
E01	軽度 ST-T 低下（上行傾斜型・U 字型）	ST 低下	C
E02	軽度 ST-T 低下（水平型・下降傾斜型）	ST 低下	D2
E03	軽度 ST-T 低下の疑い（下降傾斜型）	ST 低下	D2
E04	ST-T 低下（水平型・下降傾斜型）	ST 低下	D2
F01	ブルガダ型 ST 上昇（coved 型）	ブルガダ型 ST 上昇	D2
F02	ブルガダ型 ST 上昇（saddle back 型）	ブルガダ型 ST 上昇	D2
F03	早期再分極	ST 上昇	C
F04	ST 上昇	ST 上昇	C
G01	R/10＞陽性 T＞R/20	T 平低	B
G02	R/20＞陽性 T	T 平低	B
G03	陰性 T 波＜0.1 mV、二相性、平低 T	T 平低	C
G04	0.5 mV＞陰性 T 波≧0.1 mV	陰性 T	C
G05	陰性 T 波≧0.5 mV	陰性 T	D2
H01	PQ 短縮	PQ 短縮	C
H02	Ⅰ度房室ブロック　PQ≧0.22 秒	Ⅰ度房室ブロック	C
H03	Ⅱ度房室ブロック（Wenckebach）	Ⅱ度房室ブロック	C/D2
H04	Ⅱ度房室ブロック（Mobitz）	Ⅱ度房室ブロック	D2
H05	Ⅱ度房室ブロック（2:1）	Ⅱ度房室ブロック	D2
H06	完全房室ブロック	完全房室ブロック	D1
H07	WPW 症候群	WPW 症候群	C/D2
H08	間欠性房室変行伝導	房室変行伝導	B
H09	人工ペースメーカー調律	人工ペースメーカー調律	E
I01	RSR' パターン	右脚ブロック	B
I02	不完全右脚ブロック	右脚ブロック	B
I03	間欠性完全右脚ブロック	右脚ブロック	C
I04	完全右脚ブロック	右脚ブロック	C
I05	不完全左脚ブロック	左脚ブロック	B
I06	左脚前枝ブロック	左脚ブロック	C
I07	左脚後枝ブロック	左脚ブロック	C
I08	間欠性完全左脚ブロック	左脚ブロック	D2
I09	完全左脚ブロック	左脚ブロック	D2
I10	心室内ブロック	心室内ブロック	D2
I11	完全右脚ブロック＋左脚前枝ブロック	脚ブロック（2 枝）	D2
I12	完全右脚ブロック＋左脚後枝ブロック	脚ブロック（2 枝）	D2
J01	洞性不整脈	洞性不整脈	B
J02	洞頻脈　HR 101〜	洞頻脈	C/D2
J03	洞徐脈　HR 〜39	洞徐脈	D2
J04	上室期外収縮	上室期外収縮	B
J05	心室期外収縮	心室期外収縮	B
J06	上室期外収縮（頻発）　記録の 10％以上	上室期外収縮（頻発）	C
J07	接合部調律（持続性上室調律・冠状静脈洞調律）	接合部調律	C
J08	多形性・連発性上室期外収縮	上室期外収縮（頻発）	D2
J09	上室頻拍	上室頻拍	D1
J10	心房細動	心房細動	D2
J11	心房粗動	心房粗動	D1
J12	心室期外収縮（頻発）　記録の 10％以上	心室期外収縮（頻発）	C
J13	多源性心室期外収縮	心室期外収縮（頻発）	D2
J14	心室頻拍	心室頻拍	D1
J15	心室細動	心室細動	D1
J16	房室解離	房室解離	D2
J17	洞房ブロック・洞停止・洞不全症候群	洞不全	E
J18	確定できない不整脈	その他の不整脈	C/D2
K01	低電位差	低電位	B
K02	右胸心	右胸心	B
K03	右房性 P 波	右房性 P 波	B
K04	左房性 P 波	左房性 P 波	B
K05	高い T 波、陽性 T（T＞1.2 mV）	陽性 T 波	C
K06	陰性 U 波	陰性 U 波	D2
K07	QT 間隔延長　QTc 450 ms 以上 481 ms 未満	QT 延長	C
K08	QT 間隔延長　QTc 481 ms 以上	QT 延長	D2
K09	QT 間隔短縮　QTc 350 ms 未満	QT 短縮	C
K10	J 波	J 波	C
K11	その他の心電図異常	その他の心電図異常	B/C/D
★ 早急な対処が必要な心電図波形を認めた場合は、直ちに医療機関への受診を指示する。			D1

定期健康診断（心電図、胸部 X 線、胃部 X 線、便潜血）、精密検査

判定区分	
A	異常なし
B	軽度異常
C	要経過観察（1 年後に定期健康診断などでフォロー）
D	要医療（入院治療、または、D1、D2 の区別がつかないもの）
D1	要治療
D2	要精密検査
E	治療中（通院中を含む）

【対象者への説明のしかた】

　心電図は説明が難しく詳細を説明するより、p.102の考えられる疾患①～⑤のどれを疑っているか大項目に絞って説明しています。たとえば、ST低下（水平型）の心電図波形が指摘された場合は、①の冠動脈疾患の狭心症を疑う所見ですので、速やかに医療機関を受診するよう説明します。補足ですが、心電図は一般に四肢誘導と胸部誘導の合計12誘導で検査します。12誘導もの波形を同時記録している理由は、複数の誘導に所見が出ているかということと、どの誘導に所見が出ているかで心臓のどのあたり（前壁中隔、下壁、側壁、高位側壁、右心系）に病変があるのかを、大まかに判断するためです。しかし、看護職から局在診断まで説明することは必要ないと思われます。

　さらに、心電図から精密検査になった場合、その従業員が喫煙者のときには簡単なアドバイス（brief advice）でもよいので禁煙指導を行う絶好の機会であることも忘れないでください。

【対応方法】

　心臓疾患の精密検査は、主治医の判断にもよりますが、一般に、①血圧、②安静時心電図（健康診断時と変化がないかの判断目的）、③心エコーが主体と考えられます。しかし、心電図所見や症状自体で、負荷心電図（マスター検査やトレッドミル検査）、24時間心電図（ホルター心電図）、およびそれ以上の検査を行うこともあります。必ず健診機関から心電図コピーを添付して紹介してください。

（伊藤正人）

【引用・参考文献】
1）人間ドック画像検査判定ガイドライン作成委員会 心電図部門. 心電図健診判定マニュアル. 東京, 日本人間ドック学会, 2014, 1-11.

⑨ 胸部X線

基準値とリスク数値

通常、健康診断においては健診機関の医師が判定するので、判断基準に従って事後措置を実施することになると思います。健診機関や企業ごとに判断基準があると思われますが、わが国で広く採用されている人間ドック学会の判定基準に準拠して説明していきます。

【考えられる疾患】

①感染性肺・胸膜疾患：肺炎、肺化膿症、肺結核、陳旧性肺病変（陳旧性結核含む）、非結核性抗酸菌症、肺アスペルギルス症
②肺腫瘍性疾患：肺腫瘍、転移性肺腫瘍、良性肺腫瘍、肋骨腫瘍
③非感染性肺疾患：間質性肺炎・肺線維症、じん肺症（石綿肺、珪肺など）、サルコイドーシス、肺気腫、肺嚢胞症、慢性気管支炎（COPD含む）、びまん性汎細気管支炎（DPB）、気管支拡張症、中葉症候群
④胸膜・縦隔・横隔膜の疾患：胸膜炎（胸水）、陳旧性胸膜炎、胸膜腫瘍、胸膜中皮腫、縦隔腫瘍、縦隔気腫、横隔膜腫瘍、横隔膜弛緩症
⑤動脈の疾患：大動脈瘤、動脈硬化
⑥その他：気胸、その他

【検査値と併せたアセスメント方法】

　一例に某企業で採用しているX線検査の判定基準表と事後措置判定を示しました（表1）。X線検査だけでは確定診断（病名）がつかないので、X線所見のみを記載しています。個人票へ記載される「本人用結果表記」も参照してください。事後措置は判定区分に従い行います。たとえばD2は要精密検査ですが、その場合でも胸部CTによる精密検査を実施して確定診断へ進めていきます。定期健康診断のX線検査だけでも、肺炎や肺腫瘍などを疑う場合には早急な対応が必要です。この場合はX線検査結果やフィルムのコピーを添付して速やかに医療機関へ受診を指示します。

第3章　これだけはおさえておきたい！検査所見

表1 定期健康診断における胸部X線検査の判定基準（例）

胸部X線所見コード	胸部X線所見	本人用結果表記	判定区分
A01	異常なし	異常なし	A
B01	結節影	結節影	D2
B02	腫瘤影	腫瘤影	D2
B03	空洞影	空洞影	D2
B04	浸潤影	浸潤影	D2
B05	線状影	線状影	B
B06	索状影	索状影	C/D2
B07	瘢痕像（陳旧性陰影）	陳旧性陰影	B
B08	石灰化影	石灰化影	B
B09	無気肺	無気肺	D2
B10	シルエットサイン	シルエットサイン	D2
B11	肺紋理増強	肺紋理増強	B/C
B12	血管影の走行異常	血管影の走行異常	B/D2
B13	肺血管影の減少	肺血管影の減少	B/D2
B14	多発性結節影	多発性結節影	D2
B15	斑状影	斑状影	D2
B16	粒状影	粒状影	D2
B17	網状影	網状影	D2
B18	多発輪状影	多発輪状影	D2
B19	嚢胞影（ブラ）	肺嚢胞	C/D2
B20	肺の過膨張	気腫性変化	B
C01	肺門（リンパ節）腫大	リンパ節腫大疑い	D2
C02	肺動脈拡張	肺動脈拡張	C/D2
D01	気管狭窄	気管狭窄	D2
D02	気管偏位	気管偏位	D2
D03	気管支壁の肥厚像	気管支壁の肥厚像	C/D2
D04	気管支拡張像	気管支拡張像	C/D2
E01	縦隔の腫瘤影	腫瘤影	D2
E02	縦隔拡大	縦隔拡大	D2
E03	縦隔（リンパ節）腫大	リンパ節腫大疑い	D2
E04	縦隔気腫	縦隔気腫	D2
E05	縦隔の石灰化影	石灰化影	B
E06	食道裂孔ヘルニア	食道裂孔ヘルニア	B/C
F01	胸水	胸水	D2
F02	気胸	気胸	D2
F03	胸膜の腫瘤影	胸膜腫瘤影	D2
F04	胸膜肥厚	胸膜肥厚	B
F05	胸膜癒着	胸膜癒着	B
F06	胸膜の石灰化影	胸膜石灰化影	B/D2
F07	胸膜プラーク	胸膜プラーク	D2
G01	横隔膜ヘルニア	横隔膜ヘルニア	D2
G02	横隔膜の挙上	横隔膜の挙上	B
G03	横隔膜の腫瘤影	腫瘤影	D2
H01	肋骨の腫瘤影	肋骨の腫瘤影	D2
H02	肋骨の破壊像	肋骨の破壊像	D2
H03	肋骨の骨硬化像	肋骨の骨硬化像	B
H04	肋骨島	肋骨島	B
H05	肋骨骨折・骨折後	肋骨骨折・骨折後	B
H06	肋骨の奇形・変形	肋骨変形	B
I01	脊椎側弯	脊椎側弯	B
I02	脊椎後弯	脊椎後弯	B
I03	漏斗胸	漏斗胸	B
I04	変形性脊椎症	変形性脊椎症	B
I05	脊椎圧迫骨折	脊椎圧迫骨折	C/D2
I06	胸郭変形	胸郭変形	B
I07	鎖骨骨折・骨折後	鎖骨骨折・骨折後	B
I08	鎖骨の異常影	鎖骨の異常影	C/D2
J01	心陰影の拡大	心陰影の拡大	C/D2
J02	大動脈の拡張像	大動脈の拡張像	D2
J03	大動脈弓の突出	大動脈弓の突出	B
J04	大動脈の蛇行	大動脈の蛇行	B
J05	大動脈の石灰化影	大動脈の石灰化影	B
K01	奇静脈葉	奇静脈葉	B
K02	右側大動脈弓	右側大動脈弓	B
K03	右胸心	右胸心	B
K04	内臓逆位	内臓逆位	B
L01	胸郭形成術後	術後変化	B
L02	肺切除術後	術後変化	B
L03	気胸術後	術後変化	B
L04	胸骨縦切開術後	術後変化	B
L05	術後変化	術後変化	B
L06	乳房術後	術後変化	B
M01	リンパ節の石灰化影	リンパ節の石灰化影	B
M02	異物	その他	B/C
M03	造影剤残留	その他	B
M04	医療機器装置	その他	B
M05	ステント留置	その他	B
M06	シャントチューブ	その他	B
M07	その他	その他	B
★早急な対処（受診）が必要な胸部X線検査の結果を認めた場合は、速やかに健康管理室へ連絡する。			D1

定期健康診断（心電図、胸部X線、胃部X線、便潜血）、精密検査

判定区分	
A	異常なし
B	軽度異常
C	要経過観察（1年後に定期健康診断などでフォロー）
D	要医療（入院治療、または、D1、D2の区別がつかないもの）
D1	要治療
D2	要精密検査
E	治療中（通院中を含む）

【対象者への説明のしかた】

　多くの場合で、対象者へ説明する前に、定期健康診断結果が受診者である従業員へ通知されるので、X線検査の判定基準表に示したように、病名表記は、「がん」を疑う場合でも「腫瘤影」という表記にとどめています。健診機関などの情報でとくに悪性を疑う場合は、「精密検査で明らかにしましょう」と説明し、できるだけ早めに受診を誘導してください。紹介状とX線所見にフィルムコピーを添えて速やかに医療機関を紹介するのが肝要です。受診者に寄り添うことを前提に、このような時期において、喫煙者には簡単なアドバイス（brief advice）でもよいので禁煙指導を行う絶好の機会であることも忘れないでください。

【対応方法】

　胸部疾患の精密検査は、主治医の判断にもよりますが、一般的にまず胸部CTを実施し、適宜採血で腫瘍マーカーなどを追加すると考えられます。定期健康診断の一次X線検査で結核を疑う場合は、精密検査で炎症反応やT-スポット、QFT（クォンティフェロン）検査などを、COPDを疑う場合は呼吸機能検査（スパイログラム）などを追加測定する場合もあります。必ず健診機関からX線検査結果とフィルムコピーを添付して紹介してください。

（伊藤正人）

【引用・参考文献】
1）人間ドック画像検査判定ガイドライン作成委員会 胸部エックス線部門. 胸部エックス線健診判定マニュアル. 東京, 日本人間ドック学会, 2014, 1-13.

4 はやわかり おもな検査所見一覧

項目		基準値	リスク数値	ページ数
血清たんぱく	総たんぱく	6.5〜7.9g/dL	6.1g/dL以下および8.4g/dL以上 (要注意：6.2〜6.4g/dLおよび8.0〜8.3g/dL)	p.66
	アルブミン	3.9g/dL以上	3.6g/dL以下 (要注意：3.7〜3.8g/dL)	p.68
肝機能	AST（GOT）	30U/L以下	51U/L以上 (要注意：36〜50U/L)	p.70
	ALT（GPT）	30U/L以下	51U/L以上 (要注意：41〜50U/L)	p.72
	γ-GTP	50U/L以下	101U/L以上 (要注意：81〜100U/L)	p.74
血球検査	赤血球数	〈男性〉 400〜539 $10^4/\mu L$ 〈女性〉 360〜489 $10^4/\mu L$	〈男性〉 軽度異常 　540〜599 $10^4/\mu L$ 要経過観察（生活改善・再検査） 　360〜399 $10^4/\mu L$ 要医療 　359 $10^4/\mu L$以下、600 $10^4/\mu L$以上 〈女性〉 軽度異常 　490〜549 $10^4/\mu L$ 要経過観察（生活改善・再検査） 　330〜359 $10^4/\mu L$ 要医療 　329 $10^4/\mu L$以下、550 $10^4/\mu L$以上	p.90

	項目	基準値	リスク数値	ページ数
血球検査	ヘモグロビン	〈男性〉 13.1〜16.3g/dL 〈女性〉 12.1〜14.5g/dL	〈男性〉 軽度異常 　16.4〜18.0g/dL 要経過観察（生活改善・再検査） 　12.1〜13.0g/dL 要医療 　12.0g/dL以下、18.1g/dL以上 〈女性〉 軽度異常 　14.6〜16.0g/dL 要経過観察（生活改善・再検査） 　11.1〜12.0g/dL 要医療 　11.0g/dL以下、16.1g/dL以上	p.92
	白血球数	3.1〜8.4 $10^3/\mu L$	軽度異常 　8.5〜8.9 $10^3/\mu L$ 要経過観察（生活改善・再検査） 　9.0〜9.9 $10^3/\mu L$ 要医療 　3.0 $10^3/\mu L$以下、10.0 $10^3/\mu L$以上	p.94
尿検査	尿糖	（−）	（±）以上	p.96
	尿たんぱく	（−）	軽度異常　（±） 要経過観察（生活改善・再検査） 　（＋）* 要医療　（2＋）以上 *尿たんぱく（＋）かつ尿潜血（＋）の場合は要医療	p.98
	尿アルブミン	〈尿アルブミン定量〉 30mg/日未満 〈尿アルブミン／クレアチニン比〉 30mg/g･Cr未満	〈尿アルブミン定量〉 微量アルブミン尿 　30〜299mg/日 顕性アルブミン尿 　300mg/日以上 〈尿アルブミン／クレアチニン比〉 微量アルブミン尿 　30〜299mg/g･Cr 顕性アルブミン尿 　300mg/g･Cr以上	p.100

※検査項目によっては種々の要因によりずれが生じることがある。記載の数値は目安とする。

（畑中純子）

EU 一般データ保護規則（GDPR）について　Column ❸

　2018年5月25日、EU（欧州連合）における個人情報保護に関する法律である、一般データ保護規則（General Data Protection Regulation：GDPR）が施行されました。この法律では、EUに存在する個人のデータを管理、保護するためのさまざまな要件を定めており、企業の所在の有無にかかわらず、EUに在住する個人のデータを扱うあらゆる企業・組織が適用対象となります。したがって、EUに子会社や工場、支店、営業所などがある企業や、日本からEUに商品やサービスを提供している企業はGDPRの適用対象になります。

　EUの従来法であるデータ保護指令(Directive 95/46/EC)では、具体的な個人データの規制は各加盟国法にゆだねられていたため各国間で差異があり、ビジネス上の障害となっていたことから、ルールの統一が図られました。さらにグローバル化する個人データの移転、処理、保管が進む中で、プライバシー保護の強化と利用に関するルール整備、制裁の強化による法令遵守と適正管理が必要となったためです。

　この法律ではEUからEU域外に移転する個人情報について規制しており、違反者は巨額の制裁金を科せられることになります。

　われわれが気にかかるのは、現地駐在員の健康診断結果や受診情報など、産業保健に関わるデータの取り扱いです。健康診断結果などは当然個人情報であり、GDPRでは原則として海外への移転を禁じていますが、日本はこのGDPRの制定および施行を見据えてEUと交渉してきました。2018年に日本では個人情報の保護に関する法律第24条に基づき、個人の権利利益を保護するうえでわが国と同等の水準にあると認められる個人情報の保護に関する制度を有している外国としてEUを指定し、これにあわせて欧州委員会はGDPR第45条に基づき、日本が個人データについて十分な保護水準を確保していると決定しました。これにより、日本-EU間で個人データ転移が図られることになりました。これは、双方が高い水準で個人の権利利益を保護するとの合意であり、さらに双方の制度の相違を補う「個人情報の保護に関する法律に係るEU域内から十分性認定により移転を受けた個人データの取扱いに関する補完的ルール」（個人情報保護委員会、9月）が策定され、より厳格な取扱いが求められています。

（中谷淳子）

やりっぱなしにしない！事後措置

第**4**章

1 健康診断結果の返却

産業医科大学 産業保健学部 産業・地域看護学 教授　中谷淳子

1 健康づくりは自らの健康状態を理解することから：健康診断結果の通知も有効活用！

　健康診断は、ご承知の通り事業者の安全配慮義務を果たすことに加え、労働者の自己保健義務、すわなち「労働に適するよう、自身を健康に保つよう努めるという、事業者との労務提供契約に付随する労働者の努力義務」を有します。また、ただそれだけではなく、せっかく受けた健康診断の結果を自身の健康づくりに生かし、生涯の健康につなげてほしいとわれわれも思っています。自分の健康診断結果を理解することは、そのきっかけになり得るものだと思います。

　ここでは、健康診断の結果を従業員が自らの健康づくりに生かすための通知方法について、結果通知までの時間、結果票の内容、通知の方法に分けて考えていきます。

2 健診結果は速やかな通知を

　健康診断結果の通知は速やかに行うことが原則です。その理由を「従業員が健康診断結果を自らの健康づくりに生かすため」という視点と、法令遵守および事業場のリスク管理という視点で述べます。

1 健康診断結果に興味、関心を持ってもらい、健康行動へのよい影響を

　健康への意識が高い従業員はもちろん、普段は自らの健康にあまり興味がない従業員にとっても、事業場の健康診断は自分の健康に関心が向くよい機会であること

は、みなさんご経験の通りです。健康診断受診後、結果が何となく気になっている間に通知・返却することで、より関心を持って健康診断結果に目を通すことが期待され、その後の行動（二次検査の受診や生活習慣改善など）にもよい影響をもたらすのではないでしょうか。また、「何か病気が見つかったらどうしようか？」と不安に思っている従業員に結果を早く返し、その気持ちから解放することも大切です。さらに、早い時期での結果通知は安心や健康への関心をもたらすだけでなく、健康診断そのものへの満足感も高め、次回以降の健康診断への協力も得られやすくなります。

　最近では、健康診断を受けたその日に結果がわかり、保健指導まで受けることができる健診機関などが増えてきています。そうでない場合でも、なるべく早く通知するよう心がけることが原則でしょう。

2 法令遵守および事業場のリスク管理として

　労働安全衛生法で定められている労働者の健康診断結果の通知に関する規定をおさえておきましょう。事業者は労働安全衛生法第66条の6の規定に基づき、健康診断結果を労働者に通知する義務があります。また、「健康診断結果に基づき事業者が講ずべき措置に関する指針」では、"遅滞なく"その結果を通知する旨が記載されています（表1）。"遅滞なく"の具体的な期間の定めはありません。しかし、健康診断通知の遅れが肺がんによる死亡につながったとして遺族がある法人を訴えた裁判（横浜地裁、2015年）（表2）では、「法人側は遅くとも1カ月後までに女性に健康診断結果を通知する義務があった」とし、遺族に330万円の慰謝料の支払

表1　健康診断結果の通知に関する規定

労働安全衛生法第66条の6
（健康診断の結果の通知） 　事業者は、第六十六条第一項から第四項までの規定により行う健康診断を受けた労働者に対し、厚生労働省令で定めるところにより、当該健康診断の結果を通知しなければならない。
健康診断結果に基づき事業者が講ずべき措置に関する指針 （厚生労働省　平成8年公示第1号　改正、平成29年公示第9号）
（5）その他の留意事項 イ　健康診断結果の通知 　事業者は、労働者が自らの健康状態を把握し、自主的に健康管理が行えるよう、労働安全衛生法第66条の6の規定に基づき、健康診断を受けた労働者に対して、異常の所見の有無にかかわらず、遅滞なくその結果を通知しなければならない。

表2 健康診断結果通知の遅れに関する裁判
健康診断結果通知の遅れ 雇用者に慰謝料として330万円の賠償命令（横浜地裁、2015年2月）
神奈川県の老人ホームに勤務していた女性が2010年5月に肺がんで死亡したのは健康診断の結果が速やかに通知されず、がんが進行したことが原因として、遺族が老人ホームを運営する法人に計約5,000万円の損害賠償を求め裁判を起こした。横浜地裁は、通知の遅れと死亡との明らかな因果関係は認められないとしつつも、女性が被った精神的苦痛の慰謝料などとして330万円の支払いを命じる判決を下した。

いを命じる判決が下りました。1カ月という期間は今後も判例として引用されることが予測されるため、健康診断結果はどんなに遅くても1カ月以内に通知するという原則は守る必要があるでしょう。なお、一般健康診断結果の通知の不履行には、罰則（50万円以下の罰金）が設けられています（労働安全衛生法第120条1項）。

3 健康診断結果を自らの健康づくりに生かすための結果票

健康診断の個人結果は、ただ返却するのではなく、受け取った本人がその結果を通して自らの健康状態をよく認識し、自己管理につなげられることが大事です。そ

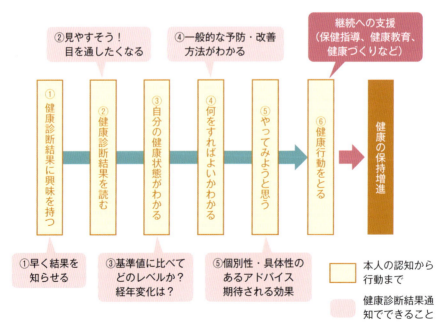

図1 健康診断結果の受け取りから健康行動に向けて、健康診断結果を使ってできる工夫

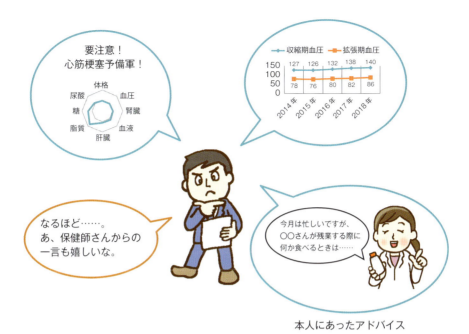

図2 自分の健康状態を把握しやすくするための結果票の工夫

のためには、「結果に目を通す」「理解する」「何をすればよいかがわかる」「やってみようと思う」「行動する」という、認知から行動までを促すための結果票であることが望ましいでしょう（図1、2）。

1 思わず目を通したくなるような結果票で、まずは読んでもらう

　健康診断結果を見てみたものの、普段なじみのない検査項目と数字の羅列だけでは、よほど健康に関心のある人以外は「わかりにくい」と感じてしまうでしょう。その結果、あまり目を通さないまま机にしまわれる、またはPC上のイントラネットで閲覧できる場合でも、すぐに画面を閉じることなどにつながってしまうことは非常にもったいないことです。

　気になっていた検査値だけでなく、他の項目も含めて総合的に自分の健康状態を把握するには健康診断結果全体に目を通してもらいたいですよね。

　カラーやイラストの使用、文字の大きさの変化などで、まずは「見てみようかな？」と思える結果票を作成するとよいでしょう。

2 わかりやすい説明で、自分の健康状態を理解してもらう

せっかく開いてもらった健康診断結果です。受診者が生活を見直すことができるよう、自分の現在の健康状態、さらには今後予測されるリスクなどがわかるとよいでしょう。そのためには、①検査項目の基準値、②自分の値は基準値と比較してどうか、③各検査項目の意味（何を調べるためのものか、基準値から外れるとどのようなリスクがあるのか）、④過去からどのように変化しているか、⑤一つひとつの結果以外に、トータルで見て自分の健康状態や将来のリスクはどうか（動脈硬化指数、心血管疾患危険度、メタボリックシンドローム予備軍など）、などがわかることで、自分の健康状態を把握できます。実際に、企業や健診機関がさまざまな工夫をして結果票を作成していますので、もし自社の結果票で上記の項目で現在取り入れられていないものがあれば、検討してみるとよいかもしれません。

3 何をすればよいかわかる、やってみようと思う

自分の健康状態が理解できたところで、何らかの健康行動をとってもらうためには、当然のことながら本人が何をすればよいかがわかり、実際にやってみようと思うことが必要です。「何をすればよいかがわかる」と一言でいっても、その伝え方はさまざまです。健康診断結果の処理のシステムで、受診勧奨や生活習慣改善に向けたアドバイスが自動的に出力される場合が多いですが、それに加えて、個人の過去の保健指導や健康相談の内容、業務や生活習慣、性格などを踏まえた個別のアドバイスを加えたり、必要に応じて適切なリーフレットなどを添えたりすることで、自己管理への支援につなげることが大切です。たとえば、LDLコレステロール値が高くすでに生活習慣改善に取り組んでいる人に、「LDLコレステロール（悪玉コレステロール）が高値でした。飽和脂肪酸が多い動物性の脂肪を控え、多価不飽和脂肪酸の多い植物油や魚を取るようにしましょう。また、卵などコレステロールの多い食品も控えめにしましょう」との自動コメントがあった場合、「昨年よりも改善傾向です。ウォーキングの効果が現れてきているのかもしれません。引き続きがんばってください。夜勤時の間食はその後どうされていますか？　唐揚げなどの揚げ物は控えるようなさってください」などのフィードバックを一言加えることが、本人のやる気アップにつながります。人は「論理的納得」と「感情的納得」が伴う

ことにより行動を起こすといわれています。いわゆる論理的アプローチである結果票に、本人だけに対するコメントを添えることで感情的アプローチも加えることになり、健康行動をとることへの動機づけとなるでしょう。

4　健康行動につなげるために、結果通知も有効活用

　まず、個人へ結果を通知する際には、個人情報を保護する目的から、確実に本人にわたる方法をとることがひときわ重要です。個人情報保護に関する不信感は、健康診断そのものへの不信感にもつながりかねないため慎重に行いましょう。紙ベースの個人結果票を廃止し、電子データでの提供や社内イントラネットでの閲覧にしている場合も、情報漏洩防止策は十分に講じる必要があります。

　通知の方法として、紙ベースの結果票の場合は看護職が直接結果を説明しながら渡す方法をとっているところも少なくありません。結果が確実に本人に渡り、かつ結果説明や保健指導を同時に行うことができるためより効果的です。イントラネットでの閲覧にしている場合でも、結果を通知した日は看護職が職場に出向いて相談を受けたりするなど、結果通知からなるべく時間が経過しないうちに個別面談や結果説明会などを開き、質問に応じたり保健指導を行うことで、より効果的に健康診断結果を活用することにつながるでしょう。

　やりっぱなしの健康診断では効果がなく、それをいかに活用するかが重要であることは言うまでもありません。より多くの従業員が自身の健康管理に役立てられるよう、細やかな工夫をしていきましょう。

【引用・参考文献】
1）森晃爾監, 森口次郎ほか編. 健康診断ストラテジー. 神奈川, バイオコミュニケーションズ, 2014.
2）宮坂忠夫ほか編著. 最新保健学講座 別巻1 健康教育論. 東京, メヂカルフレンド社, 2006.
3）標美奈子. "第4章C健康診査". 標準保健師講座2 公衆衛生看護技術 第3版. 中村裕美子ほか著. 東京, 医学書院, 2016.

2 健康診断の結果についての医師等からの意見聴取

東京有明医療大学 看護学部看護学科 教授　**掛本知里**

　医師等からの意見の聴取を実際にどのように進めていったらよいでしょうか。健康診断結果に基づき事業者が講ずべき措置に関する指針（2017年4月14日改正：厚生労働省健康診断結果措置指針公示第9号）に従い、順に見ていきましょう。

　健康診断を実施した後、異常所見があった場合、事業者は必要に応じ二次健康診断の受診勧奨などを行います。二次健康診断の結果を事業者に提出させ、その結果について産業医もしくは健康診断を担当した医師が総合判定を行います。総合判定は、①異常所見の有無の判定、および有所見を認めた場合の判定に関する診断区分または医療措置区分判定をまず行い、その結果、②就業上の問題については就業措置区分判定、③心身の健康管理上の問題については保健指導区分判定を行います。二次健康診断の結果、「異常の所見があると診断された労働者」については、労働安全衛生法第66条の4に定められている通り、事業者は、健康診断の結果（当該健康診断の項目に異常の所見があると診断された労働者に係るものに限る）に基づき、当該労働者の健康を保持するために必要な措置について、医師または歯科医師の意見を聴き、その意見に基づき、事業者は必要な措置を行うこととなります。

　意見を聴く医師等については、産業医の選任義務のある事業場については、産業医が労働者個人ごとの健康状態や作業内容、作業環境についてより詳細に把握し得る立場にあることから、産業医に意見を聴くことになります。産業医の選任義務のない事業場については、労働者の健康管理などを行うのに必要な医学に関する知識を有する医師等から意見を聴くことが適当です。またこの意見の聴取をする際、事業者は、適切に意見を聴くため、必要に応じ意見を聴く医師等に対し、労働者に関する作業環境、労働時間、労働密度、深夜業の回数および時間数、作業態様、作業負荷の状況、過去の健康診断の結果などに関する情報および職場巡視の機会を提供し、また、健康診断の結果のみでは労働者の身体的または精神的状態を判断するための情報が十分でない場合は、労働者との面接の機会を提供する必要があります。

また、その他にも過去に実施した面接指導などの結果や、ストレス調査の結果（労働者からの同意が必要です）などの情報も必要かもしれません。

1　診断区分または医療措置区分判定

　これは、健康診断の結果、異常所見がなかったか、何らかの所見が認められたかに関する医師による判定です。有所見の場合、特別な措置が不要であるもの以外については、要精密検査、要経過観察、治療の継続、要受診など、状態に応じてさらに詳しく判定がなされます。このうち、とくに職業性疾病や作業関連疾患が疑われる場合は、標準的な結果、過去の健康診断成績、作業内容などについて十分に検討し、慎重に判定する必要があります。健康診断を外部機関に委託して実施し、外部健診機関の医師が一次判定を行っている場合、過去の健康診断成績、作業内容など個々の労働者および職場状況を鑑みた判定が難しいケースもあります。とくに、有所見者、中でも要精密検査、要経過観察、要受診といった新たに健康上の問題が発生したと考えられるケースや明らかな所見はなくても医師が勘案すべき事項があるケースについては、診断区分または医療措置区分を決定する前に、最終的に判定する医師に今回の健康診断結果以外の情報についても、判断材料として提供する必要があります。看護職は、とりわけ有所見者などの診断区分または医療措置区分判定をする際に勘案すべきことがある場合、労働者個人および職場に関する情報について事前に整理し、判定を行う医師に情報を提供することにより、より適切な判定が円滑に行われるようになります。

2　就業措置区分判定

　就業上の判定区分には、通常勤務、就業制限、要休業があります（表1）。就業措置区分に関する医師等の意見を聴取した結果、事業者は就業の措置を決定することとなります。就業措置区分判定を行う際には、当該労働者の作業内容や作業環境について十分に把握したうえで意見を述べる必要があります。産業医は、就業上の措置として、「労働者の健康の保持増進のための措置」および「業務遂行上の安全確保のための措置」について意見を述べることとなります。これらの措置を判断していくための類型として、①就業が疾病経過に影響を与える場合の配慮、②事故・

表1 就業区分およびその内容（健康診断結果に基づき事業者が講ずべき措置に関する指針、2017年）

就業区分		就業上の措置の内容
区分	内容	
通常勤務	通常の勤務でよいもの	
就業制限	勤務に制限を加える必要のあるもの	勤務による負荷を軽減するため、労働時間の短縮、出張の制限、時間外労働の制限、労働負荷の制限、作業の転換、就業場所の変更、深夜業の回数の減少、昼間勤務への転換などの措置を講じる
要休業	勤務を休む必要のあるもの	療養のため、休暇、休職などにより一定期間勤務させない措置を講じる

公衆災害のリスク予防、③健康管理（保健指導、受診勧奨）、④企業・職場への注意喚起、コミュニケーション、⑤適正判断、の5つがあります[1]。このうち、③健康管理については、保健指導区分判定のところで再度触れます。①には腰痛や心疾患などの作業関連疾患が含まれますが、この就業上の措置については、就業が疾病経過に悪影響をもたらさないよう配慮する一方、労働者の健康状態の悪化が業務遂行に悪影響をもたらさないようにすることが必要です。②については、昨今の運輸業における運転業務中の意識障害に伴う事故の発生など、就業により疾病が悪化し、労働者本人の健康状態に悪影響をもたらすのみならず、周囲を巻き込む事故などを引き起こす可能性もあり、事業者は企業のリスク管理という意味においても、医師等の意見を聴取し、きちんと対応していくことが大切です。また、④については、過労死の防止など事業者の安全配慮義務遂行に関連した措置となります。

「就業措置は、産業保健の実務の中で企業文化、慣習、医師の方針、労働者の健康状態、業務内容などを総合的に考慮しながら実施」[1]する必要があると指摘されています。就業措置は単に作業内容や作業環境だけを考慮すればいいのではなく、職場風土や事業場、労働者の行動様式や考え方などを広く考慮する必要があります。就業措置についての意見聴取を適切に行うために事業者は、判定を行う医師等に、労働者の現在および過去の作業管理、作業環境管理、健康管理に関わる情報のみならず、職場巡視により直接職場を把握する機会を提供するとともに、必要に応じ、労働者との面接の機会を提供する必要があります。

3 保健指導区分判定

労働安全衛生法第66条の7に「特に健康の保持に努める必要があると認める労働

者」とあるように、健康診断後の保健指導は単に治療が必要な労働者への指導のみならず、疾病予防、健康増進などを含めた保健指導が求められるため、その内容は、要治療者に対する指導、生活習慣病を中心とした疾病予防に関わる指導、作業環境管理や作業管理など作業に関わる指導、ストレスマネージメントに関わる指導など、多岐にわたります。場合によって、この保健指導の内容は、特定健診の結果行われる特定保健指導の内容と重複する可能性もあります。特定保健指導に関連する生活習慣病の多くは、作業関連疾患である疾患も多く、作業との関連の中で保健指導をしていくことが大切になります。その場合、特定保健指導を行う保険者と調整し、より労働者の利益になるような保健指導を考える必要があるかもしれません。

保健指導の方法についても、すべて1対1の面接を行うのではなく、書類、メール、電話などを有効活用し、指導をしていく必要があります。どのような方法による保健指導が必要かについても、保健指導区分判定の中に含めておく必要があります。とくに、事業場内のマンパワーが不十分であり、保健指導をアウトソーシングするような場合、保健指導区分判定の中に、何についてどのように誰が保健指導を行う必要があるのか、具体的に示しておくことが必要かもしれません。

4 医師等からの意見の聴取における看護職の役割

就業区分判定の理由や内容について、医師から事業者に意見が述べられるわけですが、医師の意見の中には医学用語などが含まれ、事業者側が理解しにくい場合もあります。その際、看護職は医師と事業者の橋渡し役となり、措置の内容について、わかりやすい言葉で事業者に示していく必要があります。

また、保健指導区分判定の結果行われる保健指導において看護職は、労働者により身近な存在としてその作業内容や生活実態を踏まえ、適切な保健指導が行われるよう判定する医師に情報を提供することも大切です。さらに、看護職はその判定結果を念頭に、より効果的な保健指導を行うことが求められます。

【引用・参考文献】
1）藤野善久ほか．産業医が実施する就業措置の文脈に関する質的調査．産業衛生学雑誌．54(6)，2012，267-275．

3 管理監督者への報告、就業上の措置決定後のフォロー

岐阜県立看護大学 看護学部看護学科 成熟期看護学領域 教授 **梅津美香**

　健康診断には、労働者である従業員個人にとっては疾病の早期発見、健康意識の向上などの目的があり、事業者にとっては医師等による就業区分の判定により、就業制限や要休業の指示の出た従業員に対する就業上の措置を判断する目的があります。さらに、事業場全体および各職場においては、健康診断結果を活用し、従業員の健康管理のみならず、作業環境管理や作業管理などにも反映させていくことが望まれています。この項では、健康診断後の管理監督者への報告および就業上の措置決定後のフォローについて解説します。

1 管理監督者への報告

　健康診断が終了し、個人への結果通知後には、各職場単位で管理監督者へ、職場の集団としての健康状況、生活習慣の傾向などを報告し、職場の管理に活用してもらうようにします。そのためには、図表を用いてわかりやすくまとめ、経年変化を示すといった資料を作成するとよいでしょう。特殊健康診断も行われている場合は、作業環境測定の結果なども含めると環境改善にもつながりやすくなります。なお、職場の人数が少ない場合には、就業上の措置が必要な場合以外の個人の所見などは特定されないよう、配慮が必要です。

　報告の方法としては、①報告資料の送付（表1）、②管理監督者との面談などが考えられます。職場で活用してもらうためには、②のように面談の機会を持つことで、職場と産業看護職のパイプづくりができ、その後のフォローにも有効です。

1 報告の方法

　下記に、報告方法の例を紹介します。

表1 報告資料の内容例

健康診断に関連するデータ
・性別・年齢構成 ・健康診断結果の集計（該当年度および経年変化） ・自覚症状の傾向（疲労感、肩や首のこりなど） ・生活習慣の傾向（食習慣、運動、睡眠、飲酒、喫煙など）
健康診断以外のデータ（可能な場合）
・当該職場のストレスチェックの集団分析結果 ・当該職場の作業環境測定の結果 ・当該職場の労働者の労働時間

報告方法①

　健康診断の前に職場の管理監督者と該当職場担当の産業看護職が打ち合わせを行います。ここでは管理監督者から、現在の職場の状況（忙しさや人間関係など）などについて情報提供をしてもらいます。従業員の健康について管理監督者として気になっていることや職場環境改善の取り組み状況などについても確認します。この情報は、報告資料を作成する際の内容などの検討に役立てます。事前打ち合わせは、当該職場を訪問して行うと、産業看護職自身が職場の環境や雰囲気などを把握でき、健康診断後の対応にも活用できます。

　健康診断後の個人への結果返却時の面談や事後指導においては、上記の情報を活用することができます。

　健康診断結果が出そろった後、職場単位の報告資料を作成し、管理監督者と面談します。概要を説明する際は、とくに注目してほしい点などを事前に確認し、その点について管理監督者と話し合うようにします。たとえば、集計結果で「目が疲れる」といった自覚症状を回答する従業員が多い場合には、VDT作業の環境について話題にすることもできるでしょう。生活習慣の集計結果は、健康づくりに関する話題に広げることが可能です。生活習慣は「睡眠時間が短い」「運動習慣のある人が少ない」「毎日飲酒する人が多い」など、仕事の状況や仕事外の人間関係、プライベートな時間の過ごし方などさまざまな要因が関連しています。その中で職場として取り組んだほうがよいこと、個人への働きかけなどについて話し合います。ここでは産業看護職としての判断やアドバイスも行いますが、できるだけ管理監督者自らが、職場管理にどのように生かしていくかを考えられるように関わることが重要です。

このように、健康診断の前後で管理監督者と面談することで、パイプづくりができ、その後の就業上の措置決定後の支援が円滑に進むようになること、個別対応の必要な事例が発生したときの連携がとりやすくなることなどが期待できます。また、管理監督者との関係が構築されることで、管理監督者から適切な時期に相談されることも増えると考えられます。

　次に、管理監督者と面談して健康診断結果を報告した事例を示します。

> **事例1**
> X社の設計部門のA職場は、管理監督者であるB課長のもと、課員30名（男性28名、女性2名）で構成されている

事前打ち合わせ

　産業看護職NさんがA職場を訪問し、B課長と打ち合わせを実施した。B課長からは、現在の職場は、残業時間は全員40時間以内／月でとくに忙しいということはない、人間関係の問題も生じていないと思うとの情報提供があり、健康状態について気になる部下もいないとのことであった。Nさんが職場環境について、訪問時に目に入った喫煙室について触れると、実は気になることとして、B課長自身は喫煙者ではないものの職場には喫煙者が多く、喫煙者同士は喫煙室でコミュニケーションをとっている、喫煙しない従業員からは、「喫煙室のそばを通るとタバコの臭いがして気分が悪い」といった声が出ているという話があった。B課長は、喫煙による健康影響についても気になるのだが、喫煙者が半数いる職場ではなかなか職場の喫煙対策に取り組めないと話した。喫煙室は事務所に隣接した場所に、壁で仕切って設置されており、打ち合わせ後、見せてもらうと、壁などがヤニなどで全体的に茶色くなっており、臭いがこもっていた。排気装置は設置されていた。

　Nさんは、健康診断時の問診票には喫煙習慣とともに、今後の禁煙の意思についての質問項目が今年から加わったので、健康診断結果の報告時に、結果を見ながら再度検討することをB課長に提案した。

健康診断結果の報告

　健康診断後には、A職場の報告資料を作成し、B課長と面談し概要を説明した。打ち合わせで話題に出ていた喫煙については、喫煙率は50％、禁煙の意思は喫煙者15名中9名が「できれば禁煙したい」と答えていた。B課長は、禁煙したいと考えている人が喫煙者の6割にのぼることに注目し、これならもう少し対策を進めることができるかもしれないと話した。Nさんは、喫煙専用室の基準についての資料を提供し、「職場のみなさんで話し合ってよい方法が見つかるとよいですね」と伝えた。また、B課長からは、最近は加熱式タバコに変えると話している従業員もいるのだが、その場合は喫煙専用のスペースは不要なのかとの質問があり、現時点では加熱式タバコは紙巻きタバコと同様の

対応が必要であることを伝え、その資料についても紹介した。

その後、B課長からは、課内会議にて喫煙対策を議題に出したところ、この機会に禁煙しようと考えた従業員もおり、事務所のレイアウトを変更し、隣接の喫煙室は廃止し、喫煙者・非喫煙者の双方が休憩などに利用できるスペースを設け、加熱式タバコへの対応についても情報を提供したとの報告があった。

報告方法②

職場巡視時に、管理監督者と面談を行い、作業環境測定や労働時間などの情報とともに健康診断結果についても資料としてまとめ、職場の問題について確認するという方法もあります。この場合は、巡視が目的のため、時間は短時間になりますが、作業環境管理や作業管理とあわせて健康管理についても話し合うことが可能であり、労働衛生の3管理を同時に検討できるというメリットがあります。

2 就業上の措置決定後に措置や配慮が円滑に進む支援

事業者は、医師等による就業区分に関する意見を勘案し、その必要があると認めるときは、当該従業員の実情を考慮して、就業場所の変更、作業の転換、労働時間の短縮、深夜業の回数の減少などの措置を講ずるなど就業上の措置を決定することになっています。

就業上の措置は、従業員自身の理解と受け入れが重要になりますが、中には配置転換に納得しない従業員もいます。産業看護職は、事業者が就業上の措置を決定するプロセスにおいて、就業上の措置が必要な理由や措置の目的などを従業員にわかりやすく説明することが求められます。就業上の措置決定後に措置や配慮が円滑に進むためには、決定前からのアプローチが重要といえるでしょう。そのうえで、決定した措置について、職場の管理監督者に、従業員個人のプライバシーの保護に配慮しつつ、内容と必要性を説明することが大切です。これらの対応においては、産業医や産業看護職など産業保健スタッフ間の連携や役割分担、健康管理部門と人事労務管理部門の連携も重要です。また、措置については、健康状態の改善などにより内容を変更する、解除することがあります。措置決定後のフォローが十分ではない場合には、措置の理由が解消しているのに就業制限が継続しているという状況も生じる可能性があります。これらを防止するために、当該の従業員の健康状態について定期的に確認する機会を計画的に持つことが必要です。内容の変更や解除においても、産業保健スタッフ間の連携や役割分担、健康管理部門と人事労務管理部門の連携は重要です。

次に、従業員との個別面談を重ねながら、関係者が連携して支援した事例を示します。

> **事例2**
> Cさん（40歳代前半、男性）は、X社の製造部門に所属し、交替勤務を行っている

　健康診断の結果で、高血圧が指摘され、産業医からは医療区分として要医療・要治療の判定が出た。Cさん本人へ指導し、医療機関を受診したとの報告があった。しかし、次回の健康診断においても血圧値はさらに高い値を示した。産業医がCさんと面談し、前回の指示後、受診し、内服治療が必要であると言われたためしばらくは通院したが、その後は受診をやめてしまったということがわかった。産業医は治療の必要性をCさんに説明したが、Cさん自身は、「何も症状はないし仕事には差し支えない」と主張した。産業医は、医療区分「要医療・要治療」、就業区分として「就業制限」と判定し、適切な治療のうえ、適正なレベルに血圧がコントロールできるまでは深夜業は望ましくないとの意見を事業者に伝えた。就業上の措置が決まるプロセスにおいて、産業看護職Nさんが Cさん自身の意見を聞くと、「深夜業に入れないと手当がつかずその分収入が減るので困る」と述べたため、適切な治療を受け、適正なレベルにコントロールできれば交替勤務に戻ることは可能であること、適切な治療を受けなければどのような健康影響が考えられるかをわかりやすく説明した。その結果、Cさんは治療を受けること、深夜業からはずれることを了解した。人事労務管理部門では、これらを勘案し、就業上の措置として「深夜業不可、昼間勤務のみ」ということが決定した。
　措置決定後は、Nさんは管理監督者であるD課長に報告し、適切な治療を受け、適正なレベルにコントロールできれば交替勤務に戻ることは可能であること、Cさんが定期的に受診できるように職場でも勤務時間の調整や声かけなどのサポートをしてほしいと依頼した。
　Nさんは定期的にCさんと面談し、治療の状況、血圧値を確認し、その際、Cさんはそもそも受診したくなかったのに定期受診し治療を続けていることを肯定的に認める声かけを行った。一定期間後、Cさんの血圧は適正なレベルにコントロールされるようになった。産業医にその旨を報告し、産業医による面談の結果、「通常勤務」との判断となった。事業者に伝えたところ「深夜業不可、昼間勤務のみ」は解除され、D課長にも報告のうえ、Cさんは元の交替勤務での勤務形態に戻った。

4 衛生委員会や事業者への報告

東京医療保健大学 千葉看護学部 看護学科 准教授 **伊藤美千代**

　健康診断の結果（以下、健診結果）を衛生委員会や事業者に報告することは、事業者が労働者と協力して産業保健の目的を達成するための大切な機会となります。また産業看護職が活動しやすい環境をつくることにもつながります。

　報告は、「健診結果の実態」に加え、健診結果から読み取れる「産業保健活動（または労働安全衛生活動）の必要性」、さらに一歩進み、「これまでの産業保健活動評価」と「活動の方向性（課題）」を伝えます。

　一度ですべてを伝える必要はなく、衛生委員や事業者の理解、取り組み姿勢にあわせ計画的に伝えることが望ましいでしょう。

　ここでは、衛生委員会や事業者に健診結果を確実に明確に伝える方法として、①健診結果報告の目的の明確化、②健診結果は「状態」「変化」「予測」を伝える、③公表データの活用、④図表活用の手法、⑤伝え方の手法を紹介します。

1　健診結果報告の目的の明確化

　従業員の健診結果を事業者や衛生委員会に報告する目的を明確にします。「毎年報告するものだから」「健康状態の確認をするため」など、報告の目的はわかっているようで明確になっていないことがあります。事業者や衛生委員会は、「健康診断はきちんと受診しているだろうか？（受診率）」「労働基準監督署への報告は大丈夫か？（法令遵守）」「従業員の健康状態はよいのか？　悪いのか？」「従業員にはもっといきいきと働いてほしい（快適職場思考）」「このところ受注が増して忙しいが健康に影響してないか？　（作業関連疾患の心配）」など、関心はさまざまです。産業看護職は、それらのニーズに応えるとともに、看護専門職として健診結果にのせ、何を伝えるかを具体的に明確にする必要があります。

2 健診結果は「状態」「変化」「予測」を伝える

　健診結果は、事業場全体と部署ごとに分けて集計します。さらに、全国、同業種、都道府県と比較しながら示すと、従業員の健康「状態」がよいのか、悪いのかなどの判断や位置づけも示すことができます。年次推移を示すと、これまでの「変化」と、これからどうなっていくかの「予測」を伝えることができます。これら「状態」「変化」「予測」を伝えることは、事業者や衛生委員会が、健診結果から何が健康課題であるかをとらえ、どのような対策が必要かなどを主体的に考えるきっかけとなります。

　産業看護職は、このように健診結果の報告をヘルスプロモーション活動の絶好の機会ととらえ、産業保健活動につなげることが大切です。

　なお、部署ごとの集計は、個人が特定されることがないよう細心の注意を払います。

3 公表データの活用

　健診結果を意味づけるひとつの方法として、政府が公表しているデータを活用します。表1 は、政府が公表している産業保健に関わる主な報告書やデータベースです。内容を確認し、積極的に活用しましょう。

　なお、全国平均や同職種、他部署との比較は、健診結果の把握や対策を考えるうえで参考にはなりますが「統計学的仮説検定（以下、検定）」と「バイアス」という点で注意が必要です。

　「検定」とは、帰無仮説が成立するにもかかわらず棄却される確率に注目した検定方法です。たとえば、健診結果の有所見率全国平均が54.1％、事業場は50.9％の場合、「事業場は全国より有所見率が低いと本当にいいきれるか？」「たまたま体調がよかったのではないか」「（健康状態がよいのではなく）事業場の従業員が皆若いからではないか」ということも考えられます。そのために、比較をするときは検定をかけたほうがよいでしょう。検定を行わない場合は、参考にとどめるべきです。

　「バイアス」とは、一言でいうと「偏り」のことです。

　上記に示したように健診結果の有所見率は、加齢に伴い上昇しますし、性別により異なります。有病率や医療費も同様のことがいえます。そのため、健診結果の解

表1 産業保健に関わる主な報告書やデータベース

公表サイト	公表しているデータの主な内容
労働者の定期健康診断結果：政府統計総合窓口（e-stat）ホームページ キーワード：定期健康診断結果報告	全国の年次別検査項目別の有所見率 業種別の健診実施事業場数、受診者数、有所見率都道府県別の健診実施事業場数、受診者数、有所見率
厚生労働省ホームページ キーワード：労働衛生調査（実態調査）	事業所調査：雇い入れ時教育の実施、リスクアセスメント、メンタルヘルス対策、受動喫煙防止対策、長時間労働対策、高年齢労働者の労働災害防止対策、熱中症対策、有害業務・特殊健康診断などの実施状況、GHSラベルおよび安全データシート（SDS）に関すること 労働者調査：年代別にみた強いストレスの有無とその内容、推移、喫煙、受動喫煙、特殊健康診断結果、内容と状況、相談できる人など
厚生労働省ホームページ キーワード：国民栄養・基礎調査	身体状況（身長／体重／腹囲／血圧／血液検査など）、栄養摂取状況（治療薬の有無、食事状況、食物摂取状況など）生活習慣（食生活、身体活動、休養、飲酒、喫煙、歯の健康など）
厚生労働省ホームページ キーワード：国民生活基礎調査	世帯構造、所得、生活意識など
各種白書ほか	国民衛生の動向、労働衛生のしおり、厚生労働白書、労働経済白書、高齢社会白書、男女共同参画白書、過労死防止対策白書、少子化社会対策白書、障害者白書など

釈は、従業員の年齢や性別構成にも配慮する必要があります。統計学的に年齢や性別をコントロールして検定する方法もありますが、ここでは検定しないで説明する場合の方法を示します。

①健診結果に影響する要因（年齢構成、性別構成など）を考えます。
②①で考えた要因が、比較対象と事業場、それぞれでどうなっているかを調べます（年齢の場合：平均、広がりなどを確認します）。
③健診結果をグラフ内に並べて表示し、「事業場は平均年齢が全国より若いためか……脂質代謝の有所見率は全国よりも低い結果となっていますが、このまま上昇すると、全国平均を上回ることが予測できます」などと説明します。

4 図表活用テクニック

健診結果は、文字や数値だけでなくグラフで示します。

結果提示時に説明を要しますが、目盛線の最高値を100.0％から、値にあわせて示すこと、値を表内に表示することで、見やすくなります（図1）。

全国データとともに示すことで、衛生委員や事業者が自組織の健診結果がよいの

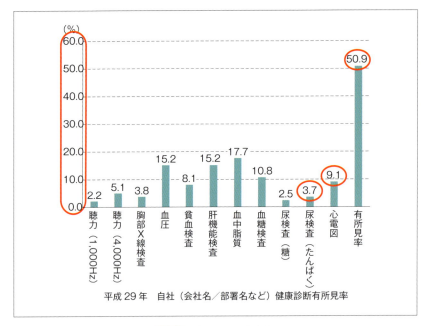

図1 図表活用の手法①

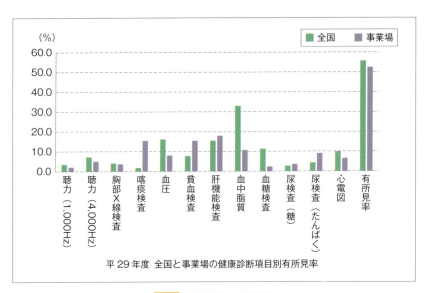

図2 図表活用の手法②

か、悪いのかなどの意見を持つことを促し、対策、ならびに産業保健活動の必要性を伝えることができます（図2）。

また、経年データを用いて全国などと比較します。補助目盛があると見やすさが増します（図3）。

図4は、1検査項目だけピックアップして年次推移を示しましたが、「所見なし」

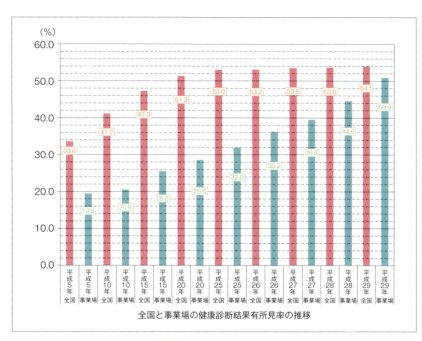

図3 図表活用の手法③

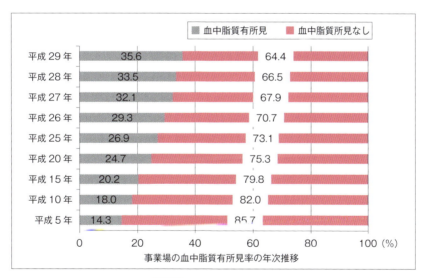

図4 図表活用の手法④

グラフの色を目立たせました。このグラフからは、「有所見者率が上昇している」でなく、「所見なし割合が年々低下している」様子が伝わります。この図からは一次予防が急がれることがメッセージとして伝わります。

図5 のように、折れ線グラフで推移を示すと、その後の予測を想起させ、事業者や衛生委員会における課題の共通認識を得、対策について考えることにつながります。

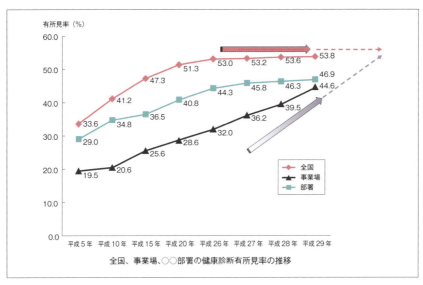

図5 図表活用の手法⑤

5 伝え方の手法

　産業看護職は、衛生委員会や事業者の知りたいことに応えながらも、従業員および集団・組織の健康支援に必要と考えることを健診結果にのせて届けます。そのための戦略を紹介します。

1 強みを強調する

　健診結果報告というと、「有所見」に関心が集まりますが、全国平均よりも良かった項目や、悪くても昨年より改善した項目、また悪化傾向ではあるが、例年よりもその傾きが緩やかになった項目などを最初に伝えましょう。

　嫌なことは聞きたくありませんが、よいことは聞いていて害にはなりません。心を開いてもらうためにも最初に強み部分を強調することは大切なことです。

2 健診結果をコミュニケーションツールにする

　産業保健活動は、産業看護職などの医療スタッフのみが行うものではなく、事業者および従業員の双方が協力して実践するものです。健診結果をコミュニケーションツールとして、従業員の健康支援に関する意見や考えを共有する機会にします。

たとえば、結果説明後には必ず感想や意見を述べてもらうことも大切です。また、衛生委員には、各部署に持ち帰ってもらい、週に1回のミーティング時のほんの5分でよいので、健診結果について部署で報告をしてもらい、従業員の意見を聞くということもできます。そのときは産業看護職も同席させてもらえると、職場の情報収集にも役立ちます。

3 ストレスチェックや問診などのデータと一緒に話す

健診結果は、働き方を含めた生活習慣が影響します。そのため、問診の結果も含めて提示することで、従業員の生活もみえてきます。産業看護職にとっては当然のことですが、一般的には、ストレスと高血圧などの心臓・血管との関係や、睡眠と血圧との関係、働き方と食習慣との関係を数値で示すことはかなり説得力があります。

その他、日本の労働安全衛生対策や健康づくりの方針や戦略との関係で意味づけながら説明することも大切です。たとえば第13次労働災害防止計画の重要課題（例：過労死や疾病を持つ労働者の健康確保など）との関係や、健康日本21の健康寿命延伸との関係、働き方改革（両立支援や裁量労働など）との関係において、健診結果が示すことを紹介することもできます。

4 必ず相談にのる

事業者や衛生委員会は、健康診断の結果説明に対してそれぞれが感想や意見を持ちますが、それをどう行動に結びつけるかは難しいところです。産業看護職は、健診結果を報告するだけでなく、衛生委員、事業者の素朴な感想にも丁寧に耳を傾け、一緒に考え、実践をサポートすることについても伝えましょう。

【引用・参考文献】
1) 津野香奈美ほか. "第2章 若葉さんと学ぶ！ データ活用きほんの「き」". 産業保健の複雑データを集めてまとめて伝えるワザ. 産業保健と看護2018年春季増刊号. 和田耕治, 津野香奈美編著. 大阪, メディカ出版, 2018, 31-104.
2) 厚生労働省労働基準局安全衛生部計画課. 特集 第13次労働災害防止計画と産業保健. 産業保健21. (93), 2018, 1-11.
3) 労働調査会. 安全衛生委員会の運営方法はどのように行えばよいのか？. 労働安全衛生広報. 48(1142), 2016, 11-13.
4) 政府統計総合窓口(e-stat). https://www.e-stat.go.jp/
5) 厚生労働省. 平成29年 労働安全衛生調査(実態調査). https://www.mhlw.go.jp/toukei/list/h29-46-50d.html
6) 厚生労働省. 国民健康・栄養調査. https://www.mhlw.go.jp/bunya/kenkou/kenkou_eiyou_chousa.html
7) 厚生労働省. 国民生活基礎調査. https://www.mhlw.go.jp/toukei/list/20-21kekka.html

知っておきたい法律：二次健康診断等給付制度
(労働者災害補償保険法第26条第1項、労災法施行規則第18条16第1項)

Column ❹

　二次健康診断等給付は、労働安全衛生法に基づく定期健康診断などのうち、直近のもの（以下「一次健康診断」といいます）において、「過労死」など（業務上の事由による脳血管疾患および心臓疾患の発生）に関連する血圧の測定などの項目について異常の所見が認められる場合に、労働者の請求に基づき、①二次健康診断および②特定保健指導を無料で受けられる制度であり、2001年より施行されています。

　二次健康診断等給付を受けるためには、一次健康診断の結果において、①血圧、②血中脂質、③血糖、④BMIもしくは腹囲の==4つすべての検査==について異常があると診断され、すでに脳血管疾患または心臓疾患の症状を==有していない==場合に受けることができます。

　なお、上記4項目の検査について異常なしの所見であった場合でも、産業医や地域産業保健センターの登録医などが就業環境などを総合的に勘案し、異常の所見があると診断した場合、当該検査項目は異常所見とされます。

1）二次健康診断

　二次健康診断は脳血管および心臓の状態を把握するために必要な検査で、以下の検査を==無料==で受けることができます（1年度内につき1回に限る）。

①空腹時血中脂質検査
②空腹時血糖値検査
③HbA1c検査（一次健康診断で受けていない場合のみ）
④負荷心電図検査または心エコー検査
⑤頸部エコー検査
⑥微量アルブミン尿検査〔一次健康診断で尿たんぱくが（±）または（＋）の場合のみ〕

2）特定保健指導

　脳血管疾患または心臓疾患の発生の予防を図るため、二次健康診断1回につき1回、医師などによる保健指導（栄養指導、運動指導、生活指導）を受けることができます（ただし、二次健康診断の結果、脳血管または心臓疾患の症状を有していると診断された場合、特定保健指導は受けることはできません）。

　二次健康診断の結果は受診者に渡されますが、二次健康診断の実施日から3カ月以内（天変地異や健診機関の送付ミスなどの場合はこの限りではない）に受診者から結果の提出を受けた事業者は、結果を提示された2カ月以内に安衛法の規定に基づき医師の意見を聞き、事後措置を講ずる必要があります。

（土屋明大、森田哲也）

社員にひびく!
保健指導の
面談技術

第5章

1 保健指導の対象者とその特徴

NTT東日本 健康管理センタ 保健支援科 看護部長　**田中希実子**

　日本での労働人口は、2000年をピークに減少傾向にあり、事業場の従業員の高齢化は急速に進んでいます。雇用の多様化により中途入社やパートタイム勤務者など地域保健の対象者だった人が従業員になったり、そして雇用の延長により健康を維持したまま地域で生活できるように保健指導を継続するなど、産業保健と地域保健との連携が求められています。高齢化による健康診断結果の有所見率も上昇傾向にあります。そのような中で産業看護職として、従業員の健康保持増進と働くこととのバランスを支援するために保健指導を行っていきます。

　対象者は青年期から老年期まで幅広い年齢層で健康レベルはさまざまであり、とくに高齢化が進んでいる状況を考慮して、保健指導では受診と治療経過や服薬管理状況、医療相談、健康増進の意識醸成まで幅広く行っていきます。まずは健康診断結果をどのように読み解くかが、事前準備として重要になります。

　次に、健康診断結果の項目ごとの判定や治療歴だけでなく、対象者の年齢や性別からライフサイクルのどの段階にいるのか、事業場内での果たす役割や役職についても確認が必要です。とくに問診情報からは、労働生活をイメージしながら1日の生活や1年、さらには年代単位の経過を想像することで対象理解を深め、働く影響を考慮した健康課題の検討をします（図1）。労働生活が家庭・地域生活や心身の状況にどのように影響しあっているのかを、保健指導の過程を経ながら対象者と確認していきます。

　事業場によっては毎年の健康診断結果の指導記録が蓄積されている場合もあり、そのときは先輩看護職の指導歴や経年変化も確認できますので、よりよい健康増進への活用を図ることができます。

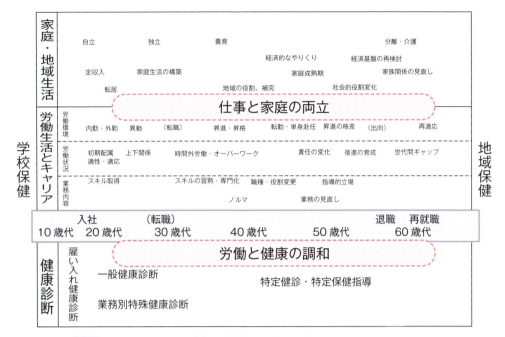

図1 産業保健における労働と生活のライフサイクル（文献1）を参考に作成）

1 健康診断の種類に応じた保健指導の目的

まずは、健康診断の種類に応じた事後指導の目的を確認する必要があります。

1 雇い入れ健康診断

採用後の配属業務に影響する健康状態の把握と評価を行います。入社前の受診勧奨と受診確認・配属後の適応などの確認を目的とした保健指導が必要になります。

2 定期健康診断

領域別判定や自覚症状との関連を確認しながら有所見に対する受診勧奨や生活指導するのみならず、労働者自身が健康と労働の調和が図れるよう健康増進や発症予防に向けた保健指導を行います。

3 特定業務従事者の健康診断

産業医の就業判定をもとに、優先順位をつけながら保健指導をしていきます。と

くに業務や職場環境との関連性をアセスメントし、早急な受診勧奨や治療のコントロール状況の確認を行い、安全に業務遂行ができるよう保健指導を行います。

2 年代別対象者の特徴

1 20歳代

学業生活から職業生活へ移行し、社会人生活を始めた時期です。生活習慣の確立や労働への適応への支援、アイデンティティへのサポートが必要になります。

2 30歳代

職業生活にも慣れ、家庭生活の基盤づくりや技能取得の確立時期であり、健康課題は潜在的です。異動や転勤など変化への支援が必要になります。

3 40歳代

職業生活や家庭生活は成熟期を迎え、役割と責任を担う時期です。健康課題は顕在化しやすく、有病率や健康リスクの増加だけでなく自覚症状もみられ、積極的な支援が必要になります。

4 50歳代

職業生活や家庭生活は分離期を迎え、生活基盤の見直しや再構築を検討する時期になります。さまざまな面で役割の変化を求められ、体力的・精神的に負担も増しやすいことから心身両面への支援が必要になります。

5 60歳代

健康課題は個人差が大きくなり、セカンドキャリアや家庭生活の再構築を模索する時期であり、地域へのつながりを含めた支援が必要になります。

3 行動変容ステージによる対象者の特徴と関わり方

1　無関心期（6カ月以内に行動を変える気がない時期）

　対象者は健康状態をレベルアップさせようとは思わない時期であり、阻害要因を考えながら正確な情報の提供を行い、健康問題を自分のものとしてとらえられるようになるための支援を行います。

2　関心期（6カ月以内に行動を変える気がある時期）

　対象者は健康に有効な情報や事柄に興味を持ち、行動を変えたほうがよい自覚を持っている時期であり、個別化した情報やツールを提供し選択肢を増やします。さらに不安感や負担感を軽減できるようメリットを中心に働きかけ、選択に向けての支援を行います。

3　準備期（1カ月以内に行動を変える気がある時期）

　複数の情報の中から対象者が行動できそうなものを選択できる時期であり、実現可能で具体的な計画を設定するための支援を行います。

4　実行期（行動を変えて6カ月以内の時期）

　対象者は自身の選択に従い実行ができ、実感を伴う時期であり、実践できていることを支持しながら必要に応じて計画の修正ができるような支援を行います。

5　維持期（行動を変えて6カ月以上の時期）

　効果を確認でき、さらにその行動が定着し、発展性がある時期であり、自己評価や他者評価についての話し合いの中から自己肯定感を高め、さらなる健康レベルのアップに向けての支援を行います。

【引用・参考文献】
1）坂田三允編. 心を病む人の生活をささえる看護. 東京, 中央法規出版, 2018, 24.

2 どうやって話の流れをつくるのか：アプローチの工夫

NTT 東日本 健康管理センタ 保健支援科 看護部長　**田中希実子**

　保健指導は、本来は全従業員に会い、実施できることが望ましいのですが、優先度をつけながら実施するのが実際的です。優先度が高いものとして、受診勧奨や受診状況・体調の確認、生活習慣の見直しが必要な場合など、いくつか例をあげてみます。

- 進んだ複数の生活習慣病が考えられ、生活指導や受診勧奨が必要な場合
- 単項目ではあるが検査結果が大きく基準値から外れているため、症状確認と受診勧奨が必要な場合
- 問診で愁訴が多く、確認が必要な場合
- 治療中とあるが、検査結果が改善していない場合　など

　保健指導の対象者が決定したら、保健指導の目標を明確にして、保健指導の準備を行います。そして、保健指導時には対象者を中心とした関わりの中で保健指導の目標を共有し、対象者の主体性を尊重しながら行動変容できるように支援します。それらをスムーズに進めるための工夫を紹介します。

1　事前準備の重要性

　日常の職場を知っておくことが産業保健活動の土台となります。日ごろの健康管理活動の中で、職場巡視時に職場の雰囲気（忙しさ、活気など）を感じたり、衛生管理者に最近の職場の様子を聞いておいたり、職場の管理職からの情報を得ておくと、対象者からの情報収集による職場の様子との一致が図られやすくなります。職場の座席表、連絡名簿や近隣の医療機関一覧なども用意しておくと、職場関係者との連携が必要な際に有効です。

2　実際の工夫

1　自己紹介の仕方

　産業看護職としての自己紹介では、対象者と対象者の所属する組織を担当していることを伝え、氏名をフルネームで伝えます。現在行っている健康相談のスケジュールや職場を定期的に訪問していること（職場巡視）、健康だよりなどの活動を紹介してみるのもよいと思います。産業看護職が身近なところで活動していることを理解してもらえると、心的距離が近くなります。また、最初にプライバシーの保護について伝えておきましょう。

2　初対面時のかかわり方

　初回では、予定時間と保健指導の目的を最初に伝えます。1回ですべての情報収集を行い、対象者が行動変容を行うところまで到達するのは難しいと思われますので、まずは関係性をつくることを中心におき、対象者のニーズを拾い、一致させながら一緒にできることを考え支援することを目指します。健康診断結果に基づく保健指導ですが、すぐに問題点を指摘するのではなく、まずは健康診断を受けてから後の仕事の忙しさや結果を見たときの感想を聞き、対象者の関心事が今どこにありそうなのかを考えながら情報収集を進めます。そして対象者が健康課題にどのくらい気づいているのか・いないのか、関心はどのくらいありそうかをアセスメントしていきます。

3　雰囲気づくり

　産業看護職からの質問ばかりだと、責められているように感じたり、逃げたい気持ちがわくので、会話も一問一答になりがちになります。現在の業務や職歴（1年以内の異動や役職の変化など）など、業務上の変遷や働くうえで対象者が大切にしていることを話題にすると対象者が多く話すことができるので、緊張が緩みやすくなり気持ちの表現や生活習慣の確認もしやすくなります。その際には、対象者から発せられる表情や声のトーン、姿勢の変化にも注意を向け、身体が語る気持ち・感

情にも注意を向けることが必要です。

とくに、健康診断結果などからの思い込みや決めつけなど、対象者理解への阻害要因があることにも気づいておく必要があります。

4 対象者から話を聞き出すコツ

若手看護職はキーワードを逃したり、せっかく対象者が語り始めているのに深く聴いていくことをためらったりしているように見えます（図1）。話を広げる方法には、行動変容ステージを意識して、①気持ちを聴く、②行動を聴く、③労働生活への影響を聴く、などが考えられます。図2の参考例を見て、自分なりの言い方を工夫してみましょう（言葉かけの例）。

産業看護職：主治医のところでも血圧は高いのですか？

対象者：そうなんです。先生のところでも高いです。

産業看護職：健診結果について先生はなんとおっしゃっているのですか？

対象者：やせるしかないと、前から言われています。

産業看護職：**薬は何を飲まれていますか？**

対象者：忘れました。

産業看護職：じゃあ、メールでけっこうですので教えてくださいね。

対象者：わかりました。

《その後、メールは来ず》

図1 高血圧治療中とあるが、健康診断結果は重症高血圧値を示している対象者とのやりとり

---

❶ Aさんもやせるとよいなと思っていらっしゃるのかしら。

❷ 主治医にそう言われていて、Aさんが工夫していることは何でしょうか？

❸ 仕事されている中で、体調がすぐれずに血圧や体重のせいかなと思うことはありましたか？

図2 図1の下線部の箇所の言葉かけ例

5 用いる資料

　すべての資料を見せても、かえって注意は散漫になりやすいものです。視覚的な資料は、できるだけ身近で見てすぐわかるもの、触ったりできるもの、かつ、くだけすぎていないものが有効です。写真やカード形式、タブレット端末での映像などは親しみやすく、さらに最近は血圧・体重・睡眠などの記録にICTを使用する社員も増えていますので、保健指導の場面でも関心度・見える化による自己肯定感を確認しながら活用していくとよいでしょう。

6 伝えるコツ

　保健指導の前にはこれを伝えようと思ってはいるものの、指導の後半にまとめを共有し次回につなげることが難しいと思われる場面があるかもしれません。もちろん産業保健の特徴である1回限りでなく継続的なアプローチが可能であることを生かすことにより、「今回はここまでにしよう！」という思いもあると思いますが、専門職として「今までのお話から、産業看護職としてこの点は気になる」「ここはあなたの強みだと感じている」「今後この点を一緒に考えていきたい」と言葉にして伝えることが、一番対象者に伝わると思います。今後の継続フォローについても時期・方法について合意を得ておくことは、次へのアプローチにつながります。

　保健指導の支援目標として、「労働が影響する不規則な生活習慣を認識できるように支援し、仕事のスタイルにあわせた健康行動をすること」や、保健指導のプロセスを通じて「過小あるいは過大な自己健康評価と労働実態の乖離を確認しつつ、仕事に影響が少なく現実的であり具体的にできること」を選択できるように、対象者の考えや気持ちに触れながら生活習慣の振り返りや業務の状況をともに確認し、行動の選択肢を広げ自ら決定できることを目指していきましょう。

　持病を持ちながらもコントロールができ、十分に労働力の提供ができている対象者も多くいますので、働くことを支えながら寄り添う支援が産業看護職にできることではないでしょうか。

3 保健指導の面談技術

1 営業から内勤に変わって体重が増えてしまいました

産業看護職

Aさん、健康診断の結果はご覧になりましたか？ ➡ Point ①

はい。健康診断当日5kgも体重が増えていたし、総合所見も要経過観察になっていて、今まで異常なしだったのでショックでした。

Aさん

結果をご覧になってショックを受けられたのですね。体重が増えた原因として、何か思い当たることはありますか？ ➡ Point ②

半年前、人事異動で営業から内勤に変わって、しかも仕事も忙しくて夜遅くまで会社にいることが多かったせいかな。

職場環境に大きな変化があったのですね。それは大変でしたね。新しいお仕事には慣れましたか？ ➡ Point ③④

忙しい毎日ですが、少しずつ慣れつつあると思います。

それはよかったです。では内勤に変わって具体的に生活面にどのような変化があるのかうかがっていきたいと思います。まず1日の活動量についてですが、通勤時間は変化しましたか？ ➡ Point ⑤

時間帯はほぼ同じですが、以前、駅から自宅まで25分ぐらい歩いていた道のりを、仕事で夜遅くなるから今は自転車を使っています。そのせいで携帯の歩数計も以前は15,000歩ぐらいだったのが、今は6,000歩ぐらいです。

そうですか、内勤になり平日の活動量が半分になってしまったのですね。土日の活動量はいかがですか？

もっと少なく4,000歩ぐらいです。外出も車が多いので。

 そうなんですね。次に食事についてですが、変化はありましたか？

朝・昼は変わらずですが、帰宅後11：00ぐらいに晩酌しながらご飯を食べて、その後寝るという生活なので、それも体重が増えた原因ですかね。しかも仕事中、小腹がすくと、ついチョコレートを食べてしまっています。

 晩酌は以前からされていたのですか？

いや、以前平日は晩酌してなかったです。今はストレスもありついつい毎晩ビールを飲みながら食事しています。

 異動を契機に活動量も減って、かつ1日の摂取量も増えてしまったのですね。

だから体重も増えるはずですよね……。

 この機会に減量に向けて、何か取り組めそうなことはありますか？

仕事にも慣れてきたし、このままだとまずいので、まずは晩酌と日中の間食をやめます！

 それはいいですね。ぜひ取り組んでみてください！

面談技術の解説

　最初に、今回の健康診断結果に対する対象者の意識や思いを確認するとともに、今後の生活習慣改善への意識や健康感など、対象者の行動変容ステージを確認するための問いかけをします。➡ Point ①：行動変容理論のステージを確認することで、相手を尊重しながら少しでも健康度が上げられるような支援につながります。

　そして、対象者の「ショックでした」という思いを受け止め、共感を示しています。➡ Point ②：共感を示すことで対象者が自分を理解してもらえていると感じ、安心感を強め、さらに素直に話せるようになります。

　次に、対象者が結果に対して関心を持っているようなので、体重が増えた原因についてどう思っているのかを確認するための問いかけをします。そして対象者の人事異動という職場環境の大きな変化に対する相手の思いを察し、ねぎらいの言葉をかけます。➡ Point ③：共感を示すことで対象者への理解をさらに進めます。

　「新しいお仕事には慣れましたか？」と、このまま生活改善に向けた保健指導を続けていくのかどうかを見きわめるために、仕事への適応状況を確認します。➡ Point ④：健康診断後の保健指導のままでよいのか、それとも異動に伴う職場環境への不適応に対するセルフケア支援に切り替える必要があるのかを見きわめます。

　続いて、問題の明確化のため、具体的な生活習慣改善に向けた1日の活動量と食事内容に関する情報収集へと話を進めていきます。➡ Point ⑤：対象者が正確な知識を得て、自己の健康課題を認識し、自らがその解決に向けて行動できるような支援を目指して関わります。

　最初の対象者とのやりとりで、行動変容ステージが「関心期」であると判断し、かつ保健指導を進めていく中で、対象者の生活習慣改善に関する理解力と意欲を察し、本人が自ら解決に向けての目標設定や行動計画が立てられると思い、相手に考えてもらう機会を与えます。

　最後に対象者が自ら立てた解決策に対して賞賛の言葉を投げかけることで、さらに対象者の行動変容を促します。➡ Point ⑥：対象者が自己の問題に気づき、解決の道を自己決定できるように支援しています。

（増澤清美）

【引用・参考文献】
1）畑中純子. 40Caseで納得→実践 保健面接ABC. 産業看護別冊. 河野啓子監. 大阪, メディカ出版, 2012, 41-63.

2 忙しくて、休日は疲れをとるために自宅でゴロゴロしているよ

産業看護職

お忙しいところお時間つくっていただきありがとうございます。

今日は保健師さんが来るから、面接受けろって言われたんで……。

Bさん

限られた時間ですが、Bさんの健康について一緒に考えていきたいと思います。さて、健康診断の結果でちょっと気になる点がありますが、ご自分では覚えていらっしゃいますか？

中性脂肪とかが高いんでしょ？

ちゃんとご自身の健康状態を把握されているんですね。

これ以上太らないようには気をつけているんだけど、毎日忙しくて家と会社の往復で、土日は疲れて家でゴロゴロすることが多くて。

体重が増えないように気をつけていらっしゃるんですね。具体的にはどのようなことを心がけていらっしゃいますか？

夜、晩酌するんだけど、ごはんは食べないようにしているよ。

寝る前に炭水化物を取りすぎると中性脂肪が高くなります。よくご存じですね。それ以外に気をつけているはありますか？

運動しないといけないんだろうけど、通勤でも歩かないし、土日も子どもと公園とかに行こうと思うんだけどねぇ……。妻も諦めているよ。

運動しようという気持ちはあるんですね。

日曜にテレビでゴルフを見るんだけど、そのたびに打ちっぱなしにいかなきゃなって思う。取り引き先とゴルフをすると息が上がるし。

最近、ゴルフの練習はされましたか？

先月は行ったよ。ゴルフコンペがあったから。

 土日ゆっくりするときもあるけど、運動もたまにはされている。でも時間が少ないなと、気にはなっているんですね。

なんか罪悪感がね。土日どっちもゴロゴロしていると。ちょっと余裕がないのかな？

 会社での立場もおありだし、家族のためにもお仕事を頑張らないといけない。そんな中、今より健康状態が悪くならないように努力されてますね。

そうかな。今日はすごく怒られると思ってたけど、俺、頑張っているかな？

 頑張っていらっしゃると思いますよ（笑顔）。ただ、あとちょっと努力するともっと健康的な生活になるかなと思います。

やっぱり土日にもう少し動かないといけないかな？ 打ちっぱなしに行くか。

 それでもよいと思いますが、ノルマにするときつくないですか？ ご家族と買い物やお子さんと公園にいくなど、土日のどちらかに外出する。できればゴルフの練習をするということではどうですか？

そうだね。無理しないほうがよいね。うん。

 アドバイスですが、日曜の午後お昼寝されると、その夜の睡眠の質が下がりますので、日曜外出されるとしたら午後のほうがよいですよ。

確かになかなか眠れないときがあるよ。気をつけるようにします。

 次回は○月○日にお邪魔する予定です。それまでどのような土日を過ごされたかぜひ報告してくださいね。楽しみにしています。今日はありがとうございました。

面談技術の解説

　対象者は会社からの指示で仕方なく面談に応じているケースも多いので、丁寧な挨拶と労いの言葉を忘れずにかけましょう。対象者が健康診断結果に興味を持っていない場合は、健康診断結果を一緒に見ながら簡単に説明します。対象者が健康に関心を持っていることを賞賛します。面談を指示された対象者は健康診断結果の悪い点を指摘されると思っているので、まずはよいところを見つけるようにします。

　また、対象者の健康行動を見逃さず、具体的に話すよう促します。よい点が見つからない場合は、何か健康によいことで心がけていることはありませんか？　と問いかけてみましょう。対象者の健康行動が正しいことを賞賛し、さらに努力していることを引き出します。承認することで、対象者自身が気づいていない健康行動が見つかることもあります。そして、対象者の「運動をしていないことがよくない」という認識を承認します。思いを語ってもらうと気づきが生まれます。続いて、「ゴルフの練習」などのキーワードで話題を広げます。対話の中で、なにげなく出てきたキーワードを見逃さないこと。押しつけにならないように、タイミングをみて話題にしましょう。

　このあたりで今までの面談内容を要約します。それにより対象者自身が気づいていない問題点を整理できます。対象者が自身を卑下して使うような言葉は、「ゴロゴロする」→「ゆっくりする」とポジティブに換言するなど、対象者に対する尊重と受容的態度を示します。本音が漏れてきた場合は、十分に受容し共感的理解を示します。対象者の心理的発言については、深刻度に応じて面談の方向性を変更することも必要です。

　対象者の気持ちが前向きに切り替わったら、そのタイミングで最大の賛辞を言葉と態度で示し、行動目標設定に移ります。その際、少しの努力で健康になれることをより具体的に考えてもらいます。布石となったゴルフの練習を対象者が行動目標とした場合、本当に実行可能か、再考させることで行動につなげていきます。また、家族を巻き込むことで実効性を高めますので、それまでの面談で家族との関係性を探っておきます。

　対象者が聞く耳を持った段階ではより効果的なアドバイスを行います。関心の低い対象者の初回面談では指導よりもラポールの形成に力点を置き、スモールステップの行動変容を目指すことが成功の鍵です。次回への声かけを行い、心の片隅に「次に会うときまで」という引っかかりを残せたなら、結果はおのずとついてきます。

　　　　　　　　　　　　　　　　　　　　　　　　　　　　　（住德松子）

3 夜、眠るためのお酒はやめられないよ

産業看護職

今のシフト勤務をされてもう20年ですか。責任感が強いんですね。お身体壊してほしくないですね。毎日どのくらい飲まれますか？ 飲んだら真っ赤になりますか？

缶ビール500 mLを3本か4本。あまり真っ赤にはならないね。

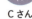
Cさん

お強いのですね。Cさんは、アルコールをちゃんと分解できる体質で、適量なら百薬の長になる方ですね。お酒を飲んで意識がなくなったこと、人に迷惑かけたことありませんか？

20代にはどうやって家に帰ったかわからないこともあったけど、もうそんな無茶はしなくなったよ。今も家族からは何も言われないよ。ビール買ってきてくれるし。自分でそれなりに気をつけているから。

どんなところに気をつけていらっしゃるのですか？ ぜひ教えてください。

日本酒は飲まない。ビールも4本以上飲まないようにして、その後は炭酸水にしてる。あとは、夜勤あけ、休みの日は、飲まないようにしているよ。

工夫されていますね。それに休肝日があるのはすごい！ 休肝日をつくれない方が多いのに。その日は眠れないですか？ 実はお酒って、寝つきはよくするけれど、量が過ぎると眠りを浅くしてしまって、短時間で目を覚ましてしまいます。Cさんは、もう少し寝たいのに、目が覚めてしまいませんか？

いや、眠れないことはないけど、そういえば4時間くらいで目が覚めるな。

減らしたほうが疲れがとれるかもしれません。健康診断結果では、一生お酒を楽しむには肝臓が疲れ過ぎみたいですし、一生、お酒を楽しみたいですものね。これを機会に3週間お酒をやめるか減らすかして、肝臓が回復するか確認してみませんか？

缶ビール2本じゃだめ？

良いじゃないですか！ 缶ビール2本でやってみましょう。

面談技術の解説

　まず、アルコールを飲んでいる対象者自身のことを産業看護職がどう受け止めているかしっかり言葉で伝え、ラポールを築くことを優先します。その後、実際の飲酒状況を具体的に聞きましょう。対象者のアルコール反応についても確認し、アルコールに対する正しい知識を少しずつ伝えていきます。

　アルコール問題を取り上げるとき、依存症の問題を忘れてはいけません。アルコール使用障害スクリーニング（AUDIT）を参考に確認していくのがよいと思います。職場からの情報で依存症が疑われる場合や、周囲や家族に迷惑をかけてしまったことがある場合、飲酒を始めたら量を抑えることができないなどの発言があれば、AUDITの質問紙を対象者自らに記載・回答してもらいます。結果を確認してアルコール依存症の怖さを情報提供し、専門家への受診を促すよう勧めていきましょう。今回の対象者のように自分自身で酒量のセーブができていたり、飲酒時に自分なりの留意をしていたりする場合は、その状況を確認し、承認・賞賛しつつ、本人がより適切な行動を選択、実践できるように支援していきます。また対象者は、産業看護職から飲酒行動を否定されるものと心理的な壁をつくっていることが多いですが、自分の努力を承認されることで認知のゆがみを是正しやすくなります。

　対象者が正しい知識へ目を向けやすくなったら、それを強化する情報提供を加えてもあまり拒否感なく聞いてもらうことができます。対象者が「ハッ」と気づけるような実体験に合った情報提供ができると効果的です。そのうえで、対象者にどのようになってほしいと思っているか、支援者として一人称のメッセージを明確に伝えます。

　対象者の認知のゆがみの是正が進んだら、具体的な改善方法を提案します。実際に生活行動を変え、実践するのは対象者本人ですから、自分が選択、決定できるようにします。提案は、具体的なもので2つ以上を提案して、選択してもらうとよりよいと思います。対象者の決定に賛同し、意思決定について後押しをしましょう。

（瀬戸美才）

【引用・参考文献】
1）厚生労働省健康局．"第3編別添2　保健指導におけるアルコール使用障害スクリーニング（AUDIT）とその評価結果に基づく減酒支援（ブリーフインターベンション）の手引き"．標準的な健診・保健指導プログラム　平成30年度版．https://www.mhlw.go.jp/file/06-Seisakujouhou-10900000-Kenkoukyoku/20_29.pdf
2）保健指導の手引き作成委員会．労働安全衛生法に基づく保健指導実務マニュアル．東京，全国労働衛生団体連合会，2017．

4 異動してから通勤時間が長くなり、運動する時間がとれません

産業看護職

Dさんは通勤時間が長くなり、運動したいのにできなくなったことで、お困りなのですね。通勤は車ですか？

そうです。車で1時間座りっぱなしです。

Dさん

異動される前はどのような運動をなさっていたのですか？

ウォーキングです。18時には家に帰り、夕食前に近所の公園で、30分くらいウォーキングすることで、リフレッシュしていました。今は通勤時間が長くなり、帰ったらすぐ、夕食の時間です。

そうですか。リフレッシュにもなっていた運動ができなくなったのは、本当に残念ですね。何とか、今の生活で行える運動を一緒に探してみましょう。どうしたらよいでしょうね。

……（考えても思いつかない様子）。

たとえば、昼休みとか夕食後、あるいは仕事の中で歩く機会を増やすというのはいかがでしょうか？

仕事中は無理だし、夕食後は、ビールを飲んでいるので、ちょっと無理ですね。昼休みは……。そういえば、昼休みに歩いている人を見かけます。歩くなら食事の前と後はどちらがよいですか？

食後がおすすめです。Dさんは血糖値が少し高めなので、血管にダメージを与える食後の高血糖をおさえる効果もあります。

それなら、試しに明日からでもやってみます。30分ぐらいならできそうかな。

それはよい目標ですね。応援しています。ぜひ次回の面談で、お取り組みの状況を教えてくださいね。

面談技術の解説

　対象者の話をよく聞いて、対象者の強み（資源）と弱み（障害）を把握し、健康課題に対しての保健指導戦略を立てましょう。「異動してから通勤時間が長くなり、運動する時間がとれません」という言葉から、①異動する前は運動をしていた（強み）、②運動再開への意欲がある（強み）、③通勤時間が長くなり、時間的な制約がある（弱み）、ということがわかります。「運動経験」と「運動再開意欲」を持つポテンシャルの高い対象者です。現在の行動変容ステージは準備期ですね。

　まず、強みの確認と賞賛をすることで、自己効力感を高めてもらいましょう。対象者の運動経験からの実感である「リフレッシュ」というキーワードも、看護職からの言葉に含めることで、運動のメリットを対象者に再認識してもらえる機会となります。そして弱み（障害）は「通勤時間が長くなったことによる時間的な制約」であることを、対象者と看護職の共通認識として持ち、解決策を一緒に考えていきましょう。

　対象者から具体策が浮かばない場合は、看護職からアイデアを複数提案・助言して（表1）、対象者自身が行動目標を自己決定できるように促します。行動目標が具体的であるか、無理がないか、効果があるかを看護職の視点からも確認します。自己決定した行動目標が適切で、科学的に根拠のある健康効果があることが、対象者に伝われば、さらにモチベーションが高まるでしょう。

　また、自己決定した目標を、対象者に実行・体感してもらい、状況にあわせて見直し、継続的にフォローしていくということも重要です。

表1 運動量を増やすための工夫例

	視点	具体的方法例
1	時間を見つける	休日、出勤前、帰宅後、就寝前、昼休み
2	時間をつくる	仕事の効率化、家事の削減・効率化、家族の協力
3	通勤方法を見直す	自転車、公共交通機関＋徒歩、一駅手前で降りる
4	仕事中の活動量を増やす	職場の階段利用、マメに現場に出る
5	日常の活動量を増やす	床掃除、子どもと遊ぶ、TVを見ながらストレッチ、歯磨きしながらスクワット、入浴しながら水中運動

（白石明子）

5 朝遅くまで寝ていたいので、朝食は食べません

産業看護職

Eさんは夜いつも何時ぐらいに寝て、朝は何時ぐらいに起きていますか？

夜中の1時過ぎに寝て、朝7時半ぐらいに起きています。
Eさん

寝る時間が遅いようですね。この生活がずっと続くことについてどう思いますか？

よくないと思います。運動する時間もないためか、体重も増えてきていますし……。

体重は気になりますね。生活リズムを夜型から少しずつ朝型にすることで、疲れをためにくく、体重を減らすことが期待できます。簡単なコツがあるんですよ。

ふーん、どんなこと（興味のある様子）？

（体内時計を整えるコツなどが書かれたパンフレットを見せながら）まずは今より30分早く起きて、朝の光を浴びて朝食を取ることが大切です。では、Eさんの1日の生活パターンを大まかに教えていただけますか？

1日の生活時間表（図1）を簡単に書いてもらう

（図1を見ながら）ちなみに寝るまでに自由時間が2時間ほどありますが、これは何をされているのでしょうか？

インターネットを見ています。自分だけの趣味の時間なので確保したいです。

Eさんにとって、大切な時間なのですね。自由時間を確保したうえで30分、前倒しにできることはありますか？　30分前倒しにできた（仕事を30分早く切り上げ帰宅→朝食分の30分早く寝ることができた）ときは自由時間を2時間確保し、できなかった場合は30分自由時間を減らすルールをつくると実行しやすくなるといわれていますが、どうでしょうか。

わかりました。仕事を30分早く切り上げることは明日からできそうです。

面談技術の解説

　まず「朝遅くまで寝ている」という行動がなぜ起こるのか、その"行動の随伴性（行動に連動している生活習慣）"を確認します。帰宅時間が遅い→夕食が遅い（夕食の内容や量、間食の有無も影響）→寝るのが遅い→朝起きられない→朝食なし、という生活リズムが推察されるため、体内時計を整える情報提供に焦点を絞ります。また、対象者が今の状況をどう思っていて今後どうしていきたいのか、"考え"ではなく"気持ち"を聞きます。気持ちは判断が入らないため、答えやすくなります。

　次に、対象者の気になること（体重増加）が改善すると伝え、興味を持ってもらいます。体内時計を整えることの効果をパンフレットなどのツールを用いて簡単に説明します。そして1日の生活時間表（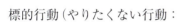）を見える化し、できそうな改善方法を考えます。この対象者の場合、朝食を食べることの価値の"重要性"が低いため、無関心期～関心期と推察されます。朝食を食べる必要性の情報提供や手軽に取れる具体的な方法を提案するなど、変化のステージにあわせた支援をします。また、食堂での朝食の提供など、朝食を取りやすくする環境調整も有効です。

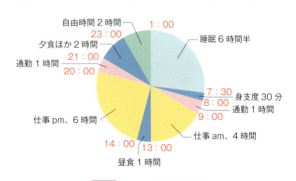

図1 1日の生活時間表

ストレスの生理的影響を考慮して個々人に応じた保健指導を行うことを念頭に！

　標的行動（やりたくない行動：30分早く起きて朝食を取る→随伴行動：30分早めに帰宅→自由時間を30分前倒しにする→30分早く寝る）ができたときは、報酬（自由時間を2時間確保）を与えるというルールをつくることで、行動の継続を促します（プレマックの原理："やりたい行動"を後回しにして、"標的行動"を先にさせることで、"標的行動"が終わった後の報酬（正の強化）として"やりたい行動"が機能します）。

（村田理絵）

【引用・参考文献】
1）杉山尚子. 減らしたい行動へのアプローチ法. へるすあっぷ21. 408, 2018, 34-35.
2）柴田重信ほか. 体内時計を整える方法. へるすあっぷ21. 401, 2018, 14-17.
3）杉山尚子. 問題解決の鍵は標的行動の設定にあり. へるすあっぷ21. 407, 2018, 34-35.
4）坂根直樹, 佐野喜子. 説明力で差がつく保健指導. 東京, 中央法規出版, 2012, 84-85, 109.
5）弓削里香. どっちを選ぶ？の料理SHOW. 産業保健と看護. 10(5), 2018, 37-39.

6 残業時間が多く睡眠不足を感じることもありますが、自覚症状がないので大丈夫です

産業看護職

Fさんは残業時間が多いようですが、最近の体調はいかがですか。

とくに問題ありません。帰宅が遅いので、家に帰ったら食事をして少しスマホを見てから寝るので、ちょっと睡眠不足なぐらいですかね。

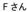
Fさん

日中、とくに午後や夕方に眠気や疲れは出ませんか。

週の後半になるとそんな感じですかね。でも今はプロジェクトのスケジュールが遅れ気味ですので、自分だけ早く帰るわけにはいきません。メンバーとして頑張らないと。

現在携わっているお仕事は、いつまで続きますか。

お客様への納期が近づいていますので、来月までは同じ状況が続きますね。

そうですか、それは大変ですね。お仕事の状況と頑張りたいお気持ちがよくわかりました。ただ、睡眠不足や疲れが続くと、日中の集中力に影響して作業効率が落ちてしまいます。

確かに会議中ちょっとボーっとして会話を聞き逃したり、仕事がはかどらなくて、イライラしてケアレスミスが多くなったような気がします。

心と身体の変化に気がつかれているようですね。お仕事を全うするためにも、ご自身で何か工夫できることはありますか。

できるかわからないけれど、今よりも少し早く帰って、早めに寝ます。

それはよいですね。ただ具体的な目標がないと実行はできませんので、その日の帰る時間をあらかじめ決めて、お仕事を組み立てたらいかがでしょうか。睡眠だけでなく、お家でご家族とゆっくりする時間も大切ですよ。

そういえば最近、家族とゆっくり話す時間がなかったな。

面談技術の解説

　対象者は忙しい中、面談に呼び出されたため、早めに面談を切り上げたいと思って来所しています。このような場合、体調不良がないことを強調しがちです。睡眠不足があるともらした対象者に対し、睡眠不足が続くと将来的に体調不良が発生する可能性があるということだけを看護職が一方的に訴えても、対象者には伝わらないことが多いです。早く帰って寝ましょうと言われても、頑張らなければならない状況の中で対象者自身も視野が狭くなっており、余裕がありませんから、自発的に生活を見直すことは困難です。

　残業時間が多い対象者の面談の場合、まず看護職は、どのような状況で残業時間が多くなっているかを確認することが重要です。実際に担当している業務や職場組織の構成を十分理解したうえで、健康も心配だが仕事も頑張りたい、という対象者の気持ちをいったんは受け止めることが大切です。職場や仕事の状況もわかっていますよ、という姿勢で臨み、ラポール形成を心がけたいものです。

　しかし、長期間の睡眠不足は体調不良や業務効率の低下を招き、さらに残業時間を増加させる要因になります。よって、対象者にとって関心が向いている問題＝睡眠不足が引き起こす仕事上のデメリットを、生活の振り返りの糸口にします。自分自身の心身の状態を客観的に見つめ、仕事に影響が出ていることを自覚してもらうことで、セルフケアや休養の大切さに気づいてもらうことが大切です。

　一方、早く帰宅できるように具体的な提案も必要でしょう。タイムマネジメントの観点から、予定した時間に帰宅できるように仕事のプライオリティを見きわめ、効率のよい働き方を自分で考えてもらうことを提案しています。また、睡眠時間だけでなく、睡眠の質も重要です。家族がいれば食事をしながら会話をし、ゆっくり入浴をすることで心と身体がリラックスするので、格段に睡眠の質を上げることができます。

　対象者にも、健康とワークライフバランスを保ちたい思いは十分にあります。仕事が忙しい中、面談に来た対象者をねぎらい、対象者の状況や思いを受け止めて、働くことと健康を両立できるような支援をしていきましょう。

（中野愛子）

【引用・参考文献】
1）厚生労働省. 平成29年度版 過労死等防止対策白書. 厚生労働省, 2017.
2）永田智久. 社員の健康が労働生産性のアップにつながる,「働き方改革」でトコトン効率・生産性アップ. 産業保健と看護. 10(1), 2018, 16-19.
3）高橋正也. 過重労働の現状と対策, 職場のメンタルヘルス. 診断と治療. 106(5), 2018, 575-579.

7　やせるために、ランチはサラダだけにしているよ

産業看護職

Gさん、ランチをサラダだけにして以来、体調の変化はいかがですか？

減量目的だから、少しは成果が出てきているかな。

Gさん

ランチ以外はきちんと食べていますか？　ランチがサラダだけだと元気が出ないとか、疲れやすいとかはないですか？

食べているよ。やせるためには少々の我慢は仕方がないと思っていたけど、確かに、だるさはあるね。

サラダだけのランチにする前にもだるさはありましたか？

そういえば、だるさは最近出てきたかも……。

ランチをサラダだけにしてから、すぐにお腹が空くことと、だるさを感じているのですね。仕事には影響がありますか？

仕事への影響はあるかもしれない。ボーッとしたらケガをするかもしれないし、当然、生産性も上がらないしね。

安全第一の職場ですものね。

そうだよ。管理職として立場ないな……（考え込む）。部下には朝食を食べて元気に働けって言っているのになぁ。このままだといけないのかな？

もしよかったら、食事記録をつけて、今の食生活の栄養バランスを数値で評価してみませんか？

面談技術の解説

　Gさんは健康診断後の初回の保健指導で、「やせるためにランチはサラダだけにしている」と語りました。それは問題がありそうだと思っても、頭ごなしに否定してはいけません。まずは、対象者の体調と、健康への考え方（知識、価値観）・行動について聴きながら、生活習慣と健康状態の関係を明らかにし、それを改善する必要があるのかどうかを判断します。

　健康への悪影響が少ない場合は、機会をみて体調や健康行動の継続状況を確認し、問題が現れれば、そのときから継続的支援を始めればよいでしょう。

　健康への悪影響がある場合は、行動変容に向けた支援を行います。現時点では、「サラダだけのランチは健康によい」という信念を持っていることが推測されますので、行動を変えるにはGさん本人が「このままではいけない」と自覚できるような根拠が必要です。そのためには、Gさんが①健康状態と食生活の関係に気づくこと、②栄養バランスを客観的に把握すること、が効果的と考え、「Gさんが食生活記録に関心を持つ」を初回面談の目標としました。

　面談では、Gさんが自分の体調を観察することを意図して、サラダだけのランチに変えた前後の体調の変化について聴きます。Gさんに自由に話してもらってもよいですが、栄養バランスや食事量の不足による症状（易疲労感、集中力低下、イライラ感、ふらつき、めまい、眠気など）に的を絞って聴くことも必要です。

　自分だけでなく、周囲の環境へ及ぼす影響に気づくことは「このままではいけない」という思いをさらに高めます。そこで、自分の行動や体調が、仕事や組織人・家庭人・社会人としての立場に及ぼす影響にも着目するような質問をします。日ごろから健康管理は仕事の一部だという認識が浸透している場合は、Gさんのような反応が返ってくることが期待されます。もし、そうでない場合は、本人の認識だけの問題ではなく、組織の労働衛生教育の仕組みの問題であるかもしれません。

（髙波利恵）

8 サプリメントは身体によいと聞いたので、毎日かかさず飲んでいます

ビタミンやミネラルが不足していると思うので、それを補うサプリメントを毎日飲んでいます。ビタミン、ミネラル不足は健康によくないって聞きますし。

Hさん

産業看護職
Hさんはビタミンやミネラルが不足していると思っていらっしゃるのですね。

ええ。仕事が忙しいときは、簡単な食事ですませることもあるので。

確かに、そんなときはビタミンやミネラルなども不足しているかもしれませんね。そういうときにサプリメントを利用するのはよい方法だと思います。では、忙しいとき以外の日の食事はどうですか？

忙しくないときは、食事には気をつけて、野菜も肉もバランスよく食べるように心がけているつもりです。

食事に気をつけているのは素晴らしいですね。そういうときはビタミンやミネラルは不足していると思われますか？

うーん、どうかなぁ？ 気をつけているといってもきちんとできているかわからないし……。でも簡単な食事のときよりも、取れていると思うのですが。

そうですよね。きちんとビタミンやミネラルが取れているかなんてわかりませんよね。ではHさん、まずは食事内容を確認してみませんか？

お願いします。もし、食事できちんとビタミン・ミネラルが取れていれば、サプリメントは必要ないでしょうか？

その通りです。サプリメントは、食事から十分補えない栄養素を補給するには手軽で便利です。でも、栄養素の中には過剰に摂取し過ぎると健康のリスクを高めるものもあります。なるべく食事で工夫し、忙しくてどうしても食事が簡単になってしまうときだけサプリメントを利用する方法もありますね。まずは食事内容を確認してから一緒に考えましょう。

食事記録をとってもらい、後日あらためて食事の評価を行うことにする

面談技術の解説

　対象者は健康を考えて、サプリメントを飲んでいます。それを否定してしまうと、対象者はそれ以上、話をしなくなります。まずは「健康に気をつけている」という事実、行動に対して賞賛します。そのうえで、対象者がサプリメントを飲む「目的、期待する効果」などを明らかにします。

　次に、サプリメントが必要な食生活なのか確認が必要です。しかしこのとき、「野菜は取っていますか？」という質問をして「はい」「いいえ」を聞き出すのではなく、対象者が自分の食事を振り返ることができるように質問をすることが大切です。

　看護職は「何を」「どのくらい」とすぐに質問してしまいがちです。しかし対象者は「健康によいこと」としてサプリメントを飲むことを「実践」しているため、あれこれ質問すると注意・指導されていると感じます。その結果、健康に気をつけたり、看護職と話をする気持ちがなくなってしまうこともあるため、あれこれ聞き出すのではなく、対象者自身が振り返りができるように質問・声かけをします。

　一方、ビタミン・ミネラルの過不足について看護職の思い込みで助言をしても対象者は納得できず、行動を変えることはできません。また、「自分のことを何もわかっていないのに」と看護職に対して信頼を持てなくなります。

　今回は食事・健康に対して関心がある対象者なので、1度の面談で結論を出すのではなく、対象者が自分の食事を振り返り、考えることができるように、次回面談として、食事記録を確認しながらの面談を提案します。食事記録を一緒に振り返ることで、対象者と看護職で共通課題が認識できます。

　また、対象者も「サプリメントは毎日飲むものでもないのかもしれない」と気がつき始めています。まずは対象者自身が気づくことができたことを賞賛し、そのうえで、正しい健康情報を伝えます。しかしこのとき、看護職の意見・考えを押しつけてしまうと、対象者自身が考えて納得したことではないため、継続できないこともあります。最終的には対象者が納得して行動できるように選択権は本人にあることを伝え、看護職は一緒に考えていくという支援を心がけます。

（宇都宮千春）

【引用・参考文献】
1）畑中純子．"面接指導の原則"．40Caseで納得→実践 保健面接ABC．産業看護別冊．河野啓子監．大阪，メディカ出版，2012，21-24．
2）坂根直樹，佐野喜子編著．"第4章 困った対象者への対処法"．説明力で差がつく保健指導．東京，中央法規出版，2011，78-109．

9 体重管理に取り組んでいますが、リバウンドしてしまいました

産業看護職

Iさん、こんにちは。その後、体重のコントロールは順調ですか？

最近はできてないです。先週は仕事で嫌なことがあって、その日の夜はつい食べ過ぎてしまって。それから節制が緩んでリバウンドしてしまいました。

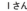
Iさん

そうでしたか。これまでプログラムを始めてから順調に体重が減っていましたよね。

そうなんです。目標を立てて、食事と運動のアドバイスももらって、体重が減ってきて。面白くなってきていました。ずっと食事の量に気をつけて我慢できていたのに。そのショックもあって2、3日引きずって、疲れも出たのか、ちょっとよいかな、と思って。食べ出したらお腹いっぱいになっても食べ続けてしまいます。後から後悔するんですけどね。

それは大変でしたね。嫌なことがあると落ち着かなくなりますよね。食べるとほっとしたり、安心できますしね。

はい。憂さ晴らしになります。同僚と飲みに行くとしゃべって発散もできるし。家でも今はお酒を飲む量が増えたり、甘いものに手がでたりします。

そうですね。疲れたときは、そういうことが発散になりますよね。後で後悔するそうですが、30代の体重が増えてきた頃には、食べることでもやもやを解消されていたのですよね。でも今は、ご自身のちょうどよい体重まで戻そうとチャレンジしていますし、食べ過ぎたとしても自分で気づかれていますから進歩していますね。体重の変化が楽しみになってきていたのはすごいです。

でも……、最近は空腹感が感じられなくて。時間になると、とりあえず食べようと。自分でもマズイな、と思って。

規則的にお食事が取れるのは大事ですね。そのときに空腹感がないのは、前の食事が多過ぎか、間食や運動量の影響かもしれません。思い当たることはありますか？

面談技術の解説

　対象者には、ストレスでの過食によるリバウンドを機に、節制への意欲低下がうかがえます。また「我慢していた」との発言から、どこかに無理があったようです。生活全体の中でどこに過度な負担がかかっていたか、心と身体に負担を知らせる変化はなかったかも情報収集しながらアセスメントしていきます。一方で、対象者は体重が減る楽しさも感じていました。「自分ができている状態」の経験は、軌道修正を図るうえで強みになります。また「ストレスで食べ過ぎた」と自ら分析し、客観視できていることも自制力につながるよい点だとアセスメントできます。

　また、対象者とはある程度よい関係性ができている中での会話ですので、面談に来て、正直に出来事や気持ちを話してくれていることを肯定的に受け止めながら、対象者の行動の背景や、どのように感じているか、過去を振り返って改善できている現状を共有する流れを意識して会話を進めます。

　この面談では、「リバウンドを機に、より無理なくできる方法に目を向けること」を目指します。まず、リバウンドに至った事情を受け止めつつ、客観視したことや記録の有効性を確認しています。この後は、生活の楽しみを損なわない食生活のあり方、活動量とのバランス、疲労をためない睡眠や休息法について、対象者の反応や時間との兼ね合いで優先度を見きわめて焦点を取捨選択していきます。

　行動変容ステージでみると、対象者は生活改善に取り組み始めた「実行期」にあります。まだ新たな行動が生活の一部になっていない、頑張っている状態です。そこで、継続しようとしていることに対して支持的に関わりながら、前のステージに逆戻りしない対策への支援が求められます。停滞やリバウンドは失敗や挫折ではなく、身体からのサインです。自分の認知、感情、行動の傾向を振り返り整えるきっかけにできれば、多少揺れても元に戻れる力が養われます。重要他者からの応援や定期的な働きかけも維持期に進む後押しになります。

　相手に伝わる話し方として、対象者が自責や後悔の念にとらわれず次に進めるよう、まずはできていることを支持し、完璧主義的な思考傾向などへの気づきを促す声かけを心がけます。的確なアセスメントに基づいて支援者側が結果を焦らずタイミングを見きわめることも、行動変容への意欲を保つために大切です。（中村華子）

10 毎日仕事で夜遅いので、食事の管理はすべて妻にまかせています

産業看護職

Jさんの職場はお忙しいようですが、最近はいかがですか？　夕食はどうされていますか？

相変わらずですよ。仕事で毎日帰りが遅いですね。たいてい家で食べています。朝晩の食事の管理はすべて妻にまかせていますから。妻が用意してくれている食事と缶ビール1本が定番ですね。野菜から食べるとか、ビールは1本だけとか、細々言われますよ。おかげで妻にまかせておけば健康管理ができます。

Jさん

奥様のご協力が得られるのはありがたいですね。奥様にも頑張っていただいているのですが、体重が増加傾向にありますね。

やせないといけないですね。妻に話してみます。

奥様にはいろいろ考えてご対応いただいているようですが、減量のためにJさん自身でなにかできることはないでしょうか。

そうですね。妻に減量について話すと、口うるさくなるかな。多分ご飯を減らされて、晩酌のビールはだめって言われますね。それは避けたいな……。

1日お仕事してほっとしながらの夕食ですから、あまり現状を変えられたくないというお気持ちでしょうか。家での朝食と夕食は、奥様のおかげでうまくいっているように思います。昼食や夜の会食のときなどはいかがでしょうか。

お昼は職場の皆と食べたいもの食べちゃっているし、時間がないから運動もやっていないですね。

昼食や運動面でJさんが取り組めそうなことがあるとよいですね。

忙しいので考えることもしてなかったけど、妻まかせではどうにもいけませんね……。

では、奥様に応援していただきながら取り組めることを一緒に考えてみましょう。

面談技術の解説

　忙しい夫の健康管理に妻が協力的なことは望ましく、家族の支援は行動変容が成功する要素のひとつでもあります。しかし、自らの健康管理を他人まかせにし、主体的に取り組めていないとすれば、いずれ生活習慣病などの発症リスクとなり得ます。「相変わらず」「すべて妻にまかせていますから」という言葉から主体的に生活習慣改善に取り組もうとしていないことがアセスメントできます。行動変容ステージは無関心期または関心期であり、主体的に行動変容できるために、行動変容ステージを上げることが目標となります。最初から妻まかせにしていることを批判したり、自ら取り組むことを進めることは得策ではありません。まずは、妻が対象者に対して協力的であることを賞賛し、対象者が実行してきたことを承認します。

　そのうえで、現状を共有し、課題や実行することを引き出すようにします。本ケースでは「やせないといけない」と課題は出ましたが、「妻に話してみます」とまだ妻まかせの状態です。この時点で、課題認識があることから、関心期であるといえます。妻にまかせている部分はうまくいっている可能性が高いことと、夫婦関係を考慮し、そこは変えず、昼食や夜の会食、運動面について自主的に行動変容ができることを支援することとします。

　まずは、行動変容への思いを引き出すよう傾聴してみると、妻による管理は現状維持にしたいと思っていることがわかります。その気持を受容・共感し、妻の食事管理は十分できている点をおさえたうえで、管理が及ばないところで改善を試みることを提案します。管理が厳しくなるより、自分でできることがあることに気づきが得られれば、他人（妻）まかせから、主体的に行動変容できることになります。

　昼食には自由に食べている、運動もできていないなど、自らの課題に言及されれば、具体的に状況を聞き、行動変容ステージは準備期へ移行していきます。

（古川晴子）

【引用・参考文献】
1）畑中純子．"11 困難事例への対応"．40Caseで納得→実践 保健面接ABC．産業看護別冊．河野啓子監．大阪，メディカ出版，2012，73-77．
2）坂根直樹，佐野喜子編著．説明力で差がつく保健指導．東京，中央法規出版，2011．
3）足達淑子．行動変容をサポートする保健指導バイタルポイント．東京，医歯薬出版，2007．
4）森俊夫，黒沢幸子．解決志向ブリーフセラピー．東京，ほんの森出版，2002．

衛生委員会をうまく活用するためには　　　　　Column ❺

　衛生委員会は、従業員の健康に関する情報提供や報告の場だけでなく、ヘルスプロモーション発信の場、産業保健活動のプラットホーム的な機能を持つ場ととらえることが大切です。
　具体例を1）～5）に示します。

1）産業保健活動のネットワークづくりの場
　衛生委員会には職場のキーパーソンが出席しています。「最近の職場の様子はいかがですか」「健康面で気になることはありますか」など、委員会を始める前や休憩時間などに保健師から声をかけます。

2）組織が従業員の健康や快適職場づくりなどの環境整備に関心を持ち、主体的取り組み姿勢をつくる場
　保健師は健康診断結果を見れば、課題や課題解決方法はわかります。しかし、その考えを口にする前に、まず、事業者や衛生委員が、健康診断結果を見てどう感じたか、何を考えたかを自ら発現し、共有することが大切です。そこから「では、どうしたらよいのだろうか」という問いが生まれ、組織として主体的に取り組む姿勢が育まれます。

3）産業保健活動の実践の場
　衛生委員会で健康教育、情報提供、健康課題の確認、必要な支援内容を決定します。衛生委員会を産業保健実践の場として活用します。そのためには衛生委員会事務局と信頼関係を結び、一緒に準備を進めることも大切です。

4）産業保健活動のアピールの場
　産業看護職は、とてもよい活動をしているにもかかわらず、それが見える化できないことも多いです。1回／月以上の衛生委員会では、保健指導や健康教育、健康相談件数などの報告もしながら、活動をアピールしてもよいかもしれません。また集団教育やイベント型の事業の報告もしましょう。

5）産業保健活動の評価の場
　健康診断結果、問診結果、ストレスチェック結果、環境調査結果から、活動評価も行います。たとえば、まずは保健師が本書p.129の図表活用テクニックを用いて経年変化のグラフを示しながら、その時点で行った活動や、その活動への従業員の参加人数や感想、意見についても説明します。そこから、次年度に向けた課題について意見を募ってもよいでしょう。

（伊藤美千代）

そのまま使える面談用シート

1 パーフェクトメニューとエネルギーコントロール

2 あなたも今日から減塩チャレンジ
　〜減塩が健康寿命の隠し味〜

3 その飲み方　適正飲酒ですか？

4 禁煙のススメ
　〜関心を持つことから始めよう〜

5 メッツを正しく知り身体活動量を上げましょう

付録

付録 1

パーフェクトメニューとエネルギーコントロール

食事のバランスを考えよう

①1日3食食べていますか？　②5つの仲間を摂取できていますか？

ポイントは5つの仲間！

よく食べるものは何でしょう？　□にチェックしてみましょう。

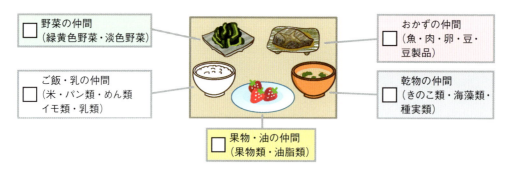

- □ 野菜の仲間（緑黄色野菜・淡色野菜）
- □ ご飯・乳の仲間（米・パン類・めん類・イモ類・乳類）
- □ 果物・油の仲間（果物類・油脂類）
- □ おかずの仲間（魚・肉・卵・豆・豆製品）
- □ 乾物の仲間（きのこ類・海藻類・種実類）

エネルギーをコントロールしよう

①ご飯の量（今より減らす・増やす）　②調理法の工夫（揚げる・炒める・焼く・蒸す・ゆでる）

ポイントは調理法！

どの調理法の料理をよく食べますか？　□にチェックしてみましょう。

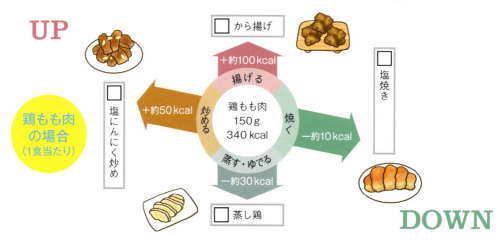

鶏もも肉の場合（1食当たり）

鶏もも肉 150g 340kcal

- □ から揚げ　揚げる　＋約100kcal
- □ 塩にんにく炒め　炒める　＋約50kcal
- □ 塩焼き　焼く　−約10kcal
- □ 蒸し鶏　蒸す・ゆでる　−約30kcal

UP / DOWN

上記をもとに食事の改善点を考えてみよう

バランス	増やしたい仲間【　　　　　　】
エネルギー	ご飯の量【　　　　　】　増やしたい調理法【　　　　　】

【引用・参考文献】
1) 上村景子, 弓削里香. "バランスよく「5つの仲間がそろった食事を！ 食べ物を選ぶための基本的な考え方". 産業保健と看護. 9(3), 2017, 20-21.

（弓削里香）

付録 2

あなたも今日から減塩チャレンジ
～減塩が健康寿命の隠し味～

塩分の取り過ぎによる問題は血圧上昇だけ？

食塩は血圧上昇を引き起こしますが、最近の研究では血圧とは別に、心臓や血管、腎臓にも直接悪影響を及ぼすことがわかってきました。

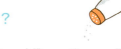

血管	心臓	脳	胃	腎臓	骨

動脈硬化 / 心不全 心筋梗塞 / 脳梗塞 脳出血 / 胃がん / 腎不全 腎結石 / 骨粗鬆症

1日に摂取してよい塩分量は？

1日の塩分量は7～8g未満とされていますが、血圧の高い人は6g未満にすることが勧められています。

日本人の塩分摂取の平均値 1)
男性：11.0 g/日
女性：9.2 g/日

推奨は → 1日の塩分摂取量 2)
男性：8 g/日未満
女性：7 g/日未満

さらに血圧の高い方は → 1日の塩分摂取量 3)
6 g/日未満

1）厚生労働省「2015年国民健康・栄養調査」結果
2）厚生労働省「日本人の食事摂取基準2015年版」
3）高血圧治療ガイドライン2014年

減塩のコツは？　今日から減塩チャレンジ！

❶練り製品・加工食品を食べ過ぎない

❷出汁のうまみを上手に使う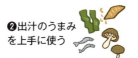

❸酸味を効かす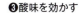

酢　レモン　カボス

❺味のメリハリをつける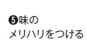

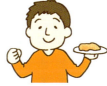

❹味つけは「かける」より「つける」

❻野菜や果物を積極的に取り入れる

❼香辛料を取り入れる

❽めん類の汁や漬け物は控える

薄味に慣れてくると、食材そのものの味を楽しめるようになります。
食事の工夫は健康への工夫。メニューを選び楽しみながら頑張りましょう。

減塩目標を立ててみよう！

例：醤油は「かける」から「つける」に変える

-
-
-

付録 ❷

食塩の多い食品はどんなもの？

8 g

7 g　八宝菜定食1人前　7〜7.5 g　　ラーメン1人前　6〜7 g

6 g ┄┄┄┄┄┄┄┄┄┄┄┄┄┄┄┄┄┄┄┄┄┄┄┄┄┄┄┄┄┄┄┄┄┄┄┄┄

即席ラーメン1個　5〜6 g

汁物系

 塩鮭（辛口）1切　5 g

うな重 1人前　4〜5 g

 天ぷらそば1人前　4.5〜5 g

牛丼 1人前　3〜4 g

焼きそば1人前　3.5〜4.5 g

4 g

丼もの・味つけご飯系

 ハンバーグ1人前　2〜3 g　　ハンバーガー&ポテト1人前　2.5〜3 g

カレーライス 1人前　2〜3 g

スパゲティミートソース 1食分　2.5〜3 g　　即席味噌汁 1袋　2〜3 g

梅干し中1個　2.9 g

漬け物・珍味系

チャーハン 1人前　2〜3 g

コンソメ固形タイプ 1個　2.4 g　　サラダチキン 1.4〜2.2 g

たらこ 1腹　2.3 g

2 g　　　　　　　　やきとり（タレ、塩/4本）2 g

イカの塩辛 小皿1枚　1.4 g

醤油ひとまわし　1.8 g

干物系

 あじの干物 小1枚　1.4 g

福神漬け大さじ山盛り　0.8 g

1 g　食塩ひとつまみ　1 g

野菜ジュース・トマト系 1杯　0.5〜1 g

食パン6枚切1枚　0.8 g

三角チーズ 1個　0.6 g

ポテトチップス1袋　0.6 g
枝豆（塩ゆで）50 g　0.5 g
から揚げ中1個　0.4 g

 ちくわ 1本　0.6 g

練り物・加工品系

牛乳1杯（200mL）0.2 g
マヨネーズ大さじ1　0.1 g

ロースハム 薄切り1枚　0.5 g

 ウィンナー 1本　0.3 g

0 g　　　 ごはん茶碗1杯　0 g

（浅野しほ）

付録 3

その飲み方 適正飲酒ですか?

アルコールは個人の健康問題だけでなく、社会的な問題となることも多くあります。

まず自分の飲み方やアルコール摂取量を知り、続けられる減酒の方法を探し、日常に取り入れていきましょう。

●アルコールで生じる健康問題

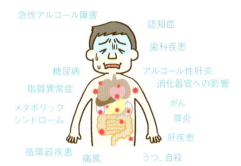

急性アルコール障害／認知症／歯科疾患／糖尿病／脂質異常症／アルコール性肝炎／消化器官への影響／メタボリックシンドローム／がん／膵炎／肝疾患／循環器疾患／痛風／うつ、自殺

お酒との付き合い方を振り返ってみましょう

1. 健康診断結果の所見

□ある　□ない

2. 「AUDIT」に回答し、アルコール問題について確認する

AUDITの結果	判定
0～7点	問題飲酒ではないと思われる
8～14点	問題飲酒ではあるが、アルコール依存症までは至っていない
15～40点	アルコール依存症が疑われる

年　　月　　日　　従業員番号：　　　　氏名：　　　　年齢　　歳

AUDIT（アルコール使用障害スクリーニング）

質問1	あなたはアルコール含有飲料（お酒）をどのくらいの頻度で飲みますか？	0点	ない	3点	週に2～3度
		1点	1カ月に1度以下	4点	週に4度以上
		2点	1カ月に2～4度		
質問2	飲酒するときには通常どのくらいの量を飲みますか？	0点	0～2ドリンク	3点	7～9ドリンク
		1点	3～4ドリンク	4点	10ドリンク以上
		2点	5～6ドリンク		
質問3	一度に6ドリンク以上飲酒することがどのくらいの頻度でありますか？	0点	ない	3点	週に1度
		1点	月に1度未満	4点	毎日あるいはほとんど毎日
		2点	月に1度		
質問4	過去1年間に、飲み始めると止められなかったことが、どのくらいの頻度でありましたか？	0点	ない	3点	週に1度
		1点	月に1度未満	4点	毎日あるいはほとんど毎日
		2点	月に1度		
質問5	過去1年間に、普通だと行えることを飲酒していたためにできなかったことが、どのくらいの頻度でありましたか？	0点	ない	3点	週に1度
		1点	月に1度未満	4点	毎日あるいはほとんど毎日
		2点	月に1度		
質問6	過去1年間に、深酒の後体調を整えるために、朝迎え酒をしなければならなかったことが、どのくらいの頻度でありましたか？	0点	ない	3点	週に1度
		1点	月に1度未満	4点	毎日あるいはほとんど毎日
		2点	月に1度		
質問7	過去1年間に、飲酒後罪悪感や自責の念にかられたことが、どのくらいの頻度でありましたか？	0点	ない	3点	週に1度
		1点	月に1度未満	4点	毎日あるいはほとんど毎日
		2点	月に1度		
質問8	過去1年間に、飲酒のため前夜の出来事を思い出せなかったことが、どのくらいの頻度でありましたか？	0点	ない	3点	週に1度
		1点	月に1度未満	4点	毎日あるいはほとんど毎日
		2点	月に1度		
質問9	あなたの飲酒のために、あなた自身か他の誰かがけがをしたことがありますか？	0点	ない	4点	過去1年間にあり
		2点	あるが、過去1年にはなし		
質問10	肉親や親戚、友人、医師、あるいは他の健康管理にたずさわる人が、あなたの飲酒について心配したり、飲酒量を減らすように勧めたりしたことがありますか？	0点	ない	4点	過去1年間にあり
		2点	あるが、過去1年にはなし		
合計					点

3. あなたの飲酒量とその消化時間（目安）

≪お酒の1単位（純アルコールにして20g）≫

ビール	（アルコール度数5%）の場合	中びん1本	500mL
日本酒	（アルコール度数15%）の場合	1合	180mL
焼酎	（アルコール度数25%）の場合	0.6合	約110mL
ウイスキー	（アルコール度数43%）の場合	ダブル1杯	60mL
ワイン	（アルコール度数14%）の場合	1/4本	約180mL
缶チューハイ	（アルコール度数5%）の場合	1.5缶	約520mL

- 適正飲酒量：1日平均純アルコール摂取量約20g
- 健康障害リスクを高める飲酒量：1日当たり純アルコール摂取量：男性40g　女性20g以上

飲酒後、血中濃度のピークは30分〜2時間後といわれています。その後、濃度は直線的に下がります。ただし、血中のアルコール消化（分解）速度は**個人差が非常に大きい**といわれています。

①自分の身体が1時間に消化できるアルコール量を計算しましょう

　　　体重（kg）×0.1＝1時間に消化できるアルコールの量

②飲んだ純アルコールの量を計算しましょう

　　　お酒の量（mL）×〔アルコール度数（%）÷100〕×0.8

③飲酒量からアルコールが抜ける時間を計算しましょう（目安時間です）

　　　②の純アルコール量÷①の1時間に消化できるアルコールの量＝飲んだアルコールの消化時間

　　　あなたの飲み方は、翌日の出勤までに血中濃度が下がっていますか？

4. 今日からできる！ お酒の飲み方についてできることから始めてみよう！

今日からできる！　お酒の飲み方 目標

【引用・参考文献】
1) アルコール保健指導マニュアル研究会. 健康日本21推進のためのアルコール保健指導マニュアル. 東京, 社会保険研究所, 2003.
2) 厚生労働省. 健康日本21. https://www.mhlw.go.jp/www1/topics/kenko21_11/top.html
3) 厚生労働省. アルコール健康障害対策. https://www.mhlw.go.jp/stf/seisakunitsuite/bunya/0000176279.html
4) 特集：やる気なし社員が動き出す！ 「目からウロコ」の保健指導. 産業保健と看護. 9（4），2017, 21.
5) 久里浜医療センター. 酒量を減らすための介入ツール. http://www.kurihama-med.jp/info_box/al_4_4.html
6) 厚生労働省健康局."第3編別添2 保健指導におけるアルコール使用障害スクリーニング（AUDIT）とその評価結果に基づく減酒支援（ブリーフインターベンション）の手引き". 標準的な検診・保健指導プログラム 平成30年度版. https://www.mhlw.go.jp/file/06-Seisakujouhou-10900000-Kenkoukyoku/20_29.pdf

（畑中三千代）

付録4 禁煙のススメ
～関心を持つことから始めよう～

　たばこは「百害あって一利なし」といわれ、身体に害があることはみなさんもご承知のことと思います。また喫煙者だけでなく、副流煙や呼出煙により非喫煙者にも健康被害を及ぼすことも明らかにされています。
　まず、自分の「禁煙への関心度」を知り、その関心度に合った対応方法を考えてみましょう。※新型たばこ（加熱式・電子など）の使用者も喫煙者として含みます。

あなたの禁煙関心度は？

禁煙の関心度調査	□関心がない→①へ □関心はあるが、今後6カ月以内に禁煙しようと考えていない→②へ □今後6カ月以内に禁煙しようと考えているが直ちに禁煙する考えはない→②へ □直ちに（1カ月以内）禁煙しようと考えている→③へ

関心度に応じた対応方法

①無関心期のあなたへ

たばこによる害、副流煙について再確認しましょう。

●たばこによる心身への害

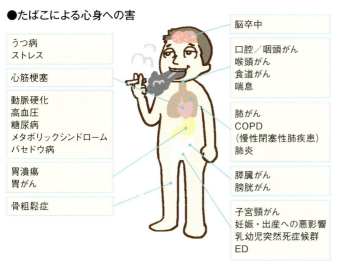

★副流煙の害について

火のついたたばこの先から立ち上がる煙「副流煙」には、たばこを吸う人が吸い込む煙「主流煙」よりも、ニコチンやタールといった多くの有害物質が含まれています。

②関心期のあなたへ

ニコチン依存度をチェックし、依存度に合った禁煙に向けた解決策を知りましょう。

ニコチン依存度のスクリーニングテスト（TDS）	①1日の喫煙本数 ②朝目覚めてから最初の1本を吸うまでの時間 　【判定】1日の喫煙本数が多いほど、また朝目覚めてから最初のたばこを吸う時間が短いほど、ニコチン依存度が高い

付録 ④

③準備期のあなたへ

【ブリンクマン指数を計算しましょう！】

喫煙が人体に与える影響についての指標です。

1日の喫煙本数×喫煙年数＝ブリンクマン指数
（　　　　　）×（　　　　　）＝ □

【判定】

400を超える	がんが発生する危険性が高くなる
1,200を超える	吸わない人に比べて6.4倍も肺がんになりやすい

【具体的な目標を立てましょう】

目標	いつまでに、どのような方法で禁煙にチャレンジするかを書きましょう

応援者からのメッセージ	

【禁煙を成功させるためには……】

①禁煙外来、パッチや飲み薬などの禁煙補助薬をうまく活用しましょう
②周囲の人へ禁煙宣言をしましょう
③禁煙が成功するまでは、お酒の席に行かないようにしましょう
④禁煙成功者の話を参考にしましょう
⑤吸いたくなった場合の対処法を決めておきましょう

【禁煙後の身体に起こる変化】

20分後	血の気が引いた手足に血流がよみがえる
8時間以内	血液中の酸素濃度が回復し一酸化炭素が抜けていく
24時間以内	心筋梗塞にかかる危険性が減ってくる
48時間	食べ物の味がよくわかるようになりにおいにも敏感になる
72時間	肺機能が回復して呼吸も楽になる
2週間～3カ月	血行がよくなり、肌もつやつやかになり運動してもつらくなくなる
1～9カ月	咳、痰がなくなり風邪もひきにくくなる

非喫煙者と喫煙者の肺の様子
〈非喫煙者〉　〈喫煙者〉

【引用・参考文献】
1）厚生労働省．禁煙支援マニュアル 第二版，2013．
　https://www.mhlw.go.jp/topics/tobacco/kin-en-sien/manual2/
2）日本禁煙学会．禁煙治療に保険が使える医療機関．
　http://www.jstc.or.jp/modules/diagnosis/index.php?content_id=1
3）禁煙サポートサイト．いい禁煙．http://www.e-kinen.jp/

（山本千代）

付録5 メッツを正しく知り身体活動量を上げましょう

身体活動とは?

人が身体を動かすことすべてを「身体活動」といいます。身体活動は、余暇時間に目的を持って行われる「運動」と、日常生活を営むために行われる「生活活動」から成ります。生活習慣病だけでなく、ロコモティブシンドローム、気分障害、認知症の予防に身体活動量の増加が有効です。

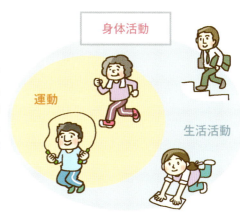

身体活動の強度〜メッツとは?〜

身体活動の"きつさ"、すなわち強度の単位の1つがメッツ〔Metabolic Equivalent for Tasks（METs）〕です。安静状態のエネルギー消費量を1としたときにその何倍のエネルギーを消費したかを表します。

●メッツ表

メッツ値	運動	生活活動
2	ストレッチ	立位、皿洗い
3	ヨガ、ボウリング	歩行、掃除機、物干し
4	ラジオ体操、卓球	自転車、速歩
5	テニス、ウォーキング	農作業、階段上り
6	ジョギング、水泳、筋トレ	床磨き、雑巾がけ
7	サッカー、スキー、エアロビクス	雪かき
8	ランニング、ラグビー	重い荷物の運搬

身体活動量（メッツ時）は強度（メッツ）と時間の積により求められます。また身体活動量（メッツ時）と実施する人の体重の積から、エネルギー消費量（kcal）を簡便に算出することができます。
例）30分の歩行を70kgの人が実施した場合のエネルギー消費量（kcal）は、3メッツ×0.5時間×70kg=105kcalとなる。

身体活動を増加させるポイント

1) 座位行動を減らしましょう。職場で立ち机などを活用するのもよい方法です。

2) メッツアップを意識しましょう。通勤や外勤でいつもより速く歩幅を広げて歩いてみましょう。

3) ウエアラブルな活動量計をつけましょう。身体活動量や睡眠の記録は健康増進に有効です。

4) ちょこちょこ活動を意識しましょう。細切れでもいいからこまめに動くことが大切です。

5) 週末のアスリートを目指しましょう。好きなスポーツなら週イチでも効果的に身体活動がアップします。

（宮地元彦）

●読者のみなさまへ●
このたびは、本増刊をご購読いただき、誠にありがとうございました。産業保健と看護編集室では、今後も皆さまのお役に立つ増刊の刊行を目指してまいります。つきましては、本書に関するご感想・ご提案などがございましたら当編集室（ohn@medica.co.jp）までお寄せくださいますよう、お願い申し上げます。

産業保健と看護 2019年春季増刊（通巻65号）

イラストでまるわかり！
健康診断・保健指導パーフェクトBOOK
検査所見一覧＆そのまま使える面談用シートつき

2019年 4月25日　第1刷発行
2024年10月10日　第10刷発行

監修　畑中純子
発行人　長谷川 翔
編集担当　稲垣賀恵　横井むつみ
編集協力　有限会社エイド出版
本文イラスト　藤井昌子
本文DTP　有限会社エイド出版
表紙・本文デザイン　株式会社創基

定価（本体3,200円+税）

ISBN978-4-8404-6819-0
乱丁・落丁がありましたらお取り替えいたします。
無断転載を禁ず。

Printed and bound in Japan

発行所　株式会社メディカ出版
〒532-8588 大阪市淀川区宮原3-4-30
ニッセイ新大阪ビル16F
編集　TEL 03-5777-2288
お客様センター　TEL 0120-276-115

広告窓口／総広告代理店　株式会社メディカ・アド
TEL 03-5776-1853

URL https://www.medica.co.jp/
E-mail ohn@medica.co.jp
印刷製本　株式会社シナノ パブリッシング プレス

●本誌に掲載する著作物の複製権・翻訳権・翻案権・上映権・譲渡権・公衆送信権（送信可能化権を含む）は株式会社メディカ出版が保有します。
●JCOPY　〈（社）出版者著作権管理機構　委託出版物〉
本書の無断複写は著作権法上での例外を除き禁じられています。複写される場合は、そのつど事前に、（社）出版者著作権管理機構（電話03-5244-5088、FAX 03-5244-5089、e-mail：info@jcopy.or.jp）の許諾を得てください。